AF469976

LAIT STÉRILISÉ

ET

RACHITISME

PAR

Marius VIEUBLED

DOCTEUR EN MÉDECINE DE L'UNIVERSITÉ DE PARIS

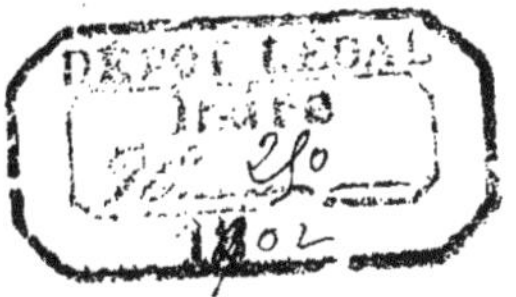

LIBRAIRIE MÉDICALE ET SCIENTIFIQUE
JULES ROUSSET
PARIS. — 36, Rue Serpente. — PARIS
(EN FACE LA FACULTÉ DE MÉDECINE)
—
1902

LAIT STÉRILISÉ

ET

RACHITISME

PAR

Marius VIEUBLED

DOCTEUR EN MÉDECINE DE L'UNIVERSITÉ DE PARIS

LIBRAIRIE MÉDICALE ET SCIENTIFIQUE

JULES ROUSSET

PARIS. — 36, Rue Serpente. — PARIS

(EN FACE LA FACULTÉ DE MÉDECINE)

1902

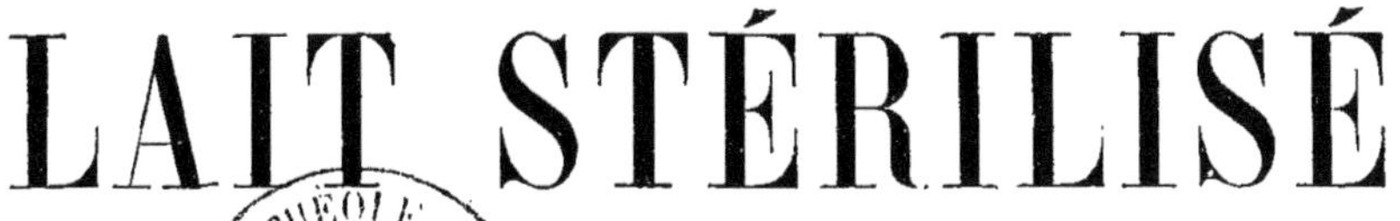

A MA MÈRE

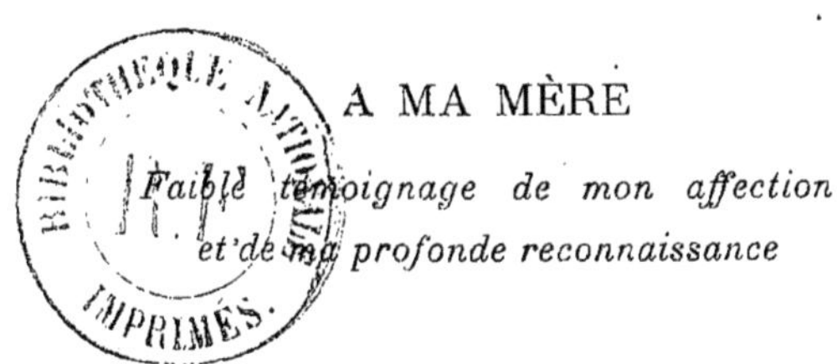
BIBLIOTHÈQUE NATIONALE
IMPRIMÉS

*Faible témoignage de mon affection
et de ma profonde reconnaissance*

A MON BEAU-FRÈRE ET A MA SŒUR

A MON ONCLE M. JACQUEMONT

ET A MA TANTE

A TOUS MES MAITRES

A MONSIEUR LE DOCTEUR VARIOT

Médecin de l'hôpital des Enfants-Malades

A MON PRÉSIDENT DE THÈSE

MONSIEUR LE PROFESSEUR BUDIN

Professeur de clinique obstétricale,
Accoucheur des hôpitaux,
Membre de l'Académie de médecine,
Officier de la Légion d'honneur.

INTRODUCTION

BIBLIOTHÈQUE NATIONALE
R.F.

En présence des nombreux travaux qui, au cours de
ces dix dernières années, ont été publiés sur la délicate
question de l'allaitement artificiel, on pouvait penser que
tous les médecins étaient d'accord et que les résultats
merveilleux obtenus par l'usage rigoureux et méthodique du lait stérilisé n'étaient plus contestés par per-
sonne.

Les discussions récentes de plusieurs sociétés savantes
ont apporté un démenti à cette opinion trop confiante.

La Société d'obstétrique, de gynécologie et de pédiatrie, dans sa séance du 14 janvier 1902, ouvrait une
grande discussion sur cette question posée par M. le
docteur Varnier : *Doit-on continuer à recommander
l'emploi du lait stérilisé dans l'allaitement mixte et
lors du sevrage des nourrissons parisiens ?* — Le fait
que cette question ait pu être solennellement posée
et discutée montre à lui seul qu'un plaidoyer en
faveur du lait stérilisé, même aujourd'hui et après tant
d'autres, n'est pas superflu.

Peu de temps après, à l'occasion d'une communication
de M. le docteur Variot, M. le docteur Comby venait,
tant à la Société de pédiatrie (1) qu'à la Société médicale
des hôpitaux (2), porter, contre le lait stérilisé, une accusation redoutable puisqu'elle ne tend à rien moins qu'à
établir que tout enfant nourri au lait stérilisé doit nécessairement, fatalement, devenir rachitique.

C'est uniquement à cette accusation que nous voulons
répondre. Nous négligerons tous les autres méfaits attri-
bués à l'allaitement artificiel par le lait stérilisé : un grand
nombre de travaux l'en ont définitivement disculpé.

Nous n'apportons pas d'expériences de laboratoire,
mais nous avons des arguments cliniques irréfutables,
tirés, pour la plupart, des nombreux matériaux recueillis
au dispensaire de Belleville, fondé et dirigé par M. le
docteur Variot.

Publiant cent observations dans notre thèse, nous
pensons qu'on ne peut reprocher aux résultats que nous
apportons d'être artificiels ou trop peu nombreux.

Avant d'aborder notre sujet, nous avons l'agréable
devoir de remercier M. le docteur Variot pour l'accueil
des plus bienveillants qu'il nous a fait à sa « Goutte de
lait » de Belleville et à l'hôpital des Enfants-Malades.
Nous le prions de croire à notre reconnaissance.

Nous adressons nos remerciements à M. Pierre Roy,

(1) *Bull. de la Société de pédiatrie de Paris*, 18 mars 1902.
M. Comby... « et je continue à penser que les enfants soumis à ce
mode d'alimentation présentent tous, à un degré plus ou moins
accusé, des stigmates rachitiques. »

(2) *Bull. de la Société médicale des hôpitaux,* mars 1902.

interne de M. Variot, qui a eu l'obligeance de nous communiquer quelques documents qui nous ont été utiles pour mener à bien notre travail.

M. le professeur Budin nous a fait l'honneur d'accepter la présidence de cette thèse inaugurale ; nous prions ce maître éminent de vouloir bien agréer l'expression de nos sentiments de gratitude et de profond respect. ·

PREMIÈRE PARTIE

L'ALLAITEMENT PAR LE LAIT STÉRILISÉ

CHAPITRE PREMIER

Nécessité de l'emploi d'un lait stérilisé.

Il n'est pas douteux et nul ne songe à contester que l'allaitement au sein maternel ne peut être remplacé par l'allaitement artificiel à l'aide d'un lait étranger. Rien ne remplace la mère.

Pourtant, bien souvent et pour des raisons multiples, le lait maternel manque au nouveau-né et alors on est bien obligé de recourir soit au lait d'une autre femme, soit au lait animal (vache, chèvre, ânesse).

La nourrice à gages au domicile du nourrisson, aussi bien que l'envoi de ce dernier à la campagne chez la nourrice qui vend son lait, constituent des pratiques bien trop onéreuses pour pouvoir être généralisées dans la classe populaire. Ce n'est que dans un petit nombre de familles bourgeoises qu'on pourra se servir de la nourrice mercenaire. Toutefois, même dans ces familles

favorisées par la fortune, si on se décide à remplacer la
mère par une autre nourrice, on pourra encore se trouver dans la nécessité de recourir à l'allaitement artificiel,
au moins pendant quelques jours, soit que la rempla-
çante devienne malade, soit qu'elle ait une mauvaise
conduite et qu'on soit obligé de la congédier, etc.

D'autre part, quand il s'agit d'un nourrisson syphili-
tique que la mère ne peut allaiter, le médecin a le devoir
d'imposer l'allaitement artificiel.

Dans les familles pauvres, si la mère est épuisée par la
misère et la maladie et n'a plus de lait ou bien si elle ne
peut nourrir elle-même parce qu'elle est obligée de tra-
vailler pour vivre, il faut bien qu'elle vienne présenter
son enfant à l'hôpital, où l'on ne pourra lui donner qu'un
lait animal.

Nous n'en sommes pas encore à l'époque où l'on verra
une législation appropriée faire « que l'ouvrière soit la
nourrice payée de son enfant », ou tout au moins son in-
firmière, et on ne peut en attendant avoir la prétention
d'offrir, soit par la charité publique, soit par la charité
privée, à tous les enfants des filles-mères des villes, le
sein des filles-mères de la campagne. Ce serait ruineux
et sans profit notable pour les enfants de ces deux caté-
gories de mères, surtout pour ceux des mères de la
campagne.

« Quand la mère ne nourrit pas, tout est artificiel,
tout, jusques et y compris la nourrice étrangère », a dit
M. Duclaux ; aussi, il nous semble que, bien souvent,
on agira sagement en prescrivant à la mère qui ne peut
nourrir l'emploi d'un bon lait animal qu'elle donnera elle-

même à son enfant. L'aliment préparé à l'avance par la nature venant à manquer au nourrisson, on lui conservera au moins les soins maternels. Ce sera presque toujours la meilleure compensation.

Conserver l'enfant à sa mère, telle est la conclusion à laquelle, par des voies souvent très différentes, sont arrivés des philanthropes, comme M. Paul Strauss, le sénateur de la Seine dont la généreuse initiative vient de fonder la ligue contre la mortalité infantile, ou des médecins, comme M. le professeur Budin qui le premier fonda ces consultations pour nourrissons, *véritables écoles des mères*, qui existent maintenant un peu partout en France.

On a dit que les consultations de nourrissons encourageaient l'allaitement au biberon. Il n'en est rien : à la clinique Tarnier 6,4 0/0 seulement des nourrissons qui fréquentent la consultation sont allaités au biberon (1). Sans doute, cette proportion est singulièrement augmentée dans les gouttes de lait médicales, où viennent surtout consulter des enfants malades, déjà victimes d'un allaitement défectueux. Mais, cela ne prouve rien, sinon l'impossibilité où l'on serait d'élever ces enfants sans le lait stérilisé employé avec méthode et sous une surveillance efficace.

Les observations que nous apportons, après bien d'autres, montrent que la collaboration, étroite et constante entre la mère et le médecin, réussit à mener à bien un allaitement artificiel ; elles montrent aussi qu'il y

(1) Prof. Budin. *Presse médicale*, 1902, p. 302.

faut « tant de soins, tant de précautions, qu'une expérience de ce genre constitue pour toute mère un peu intel-
ligente l'argument le plus décisif en faveur de l'allaitement au sein (1). »

Nous ne rappelons pas ici les nombreux arguments,
moraux ou sociaux, par lesquels hygiénistes et moralis-
tes (de J.-J. Rousseau à M. Brieux) ont combattu, à juste
titre, l'industrie nourricière. Nous ferons remarquer que
l'institution de la nourrice mercenaire, loin d'être uni-
verselle, semble spéciale à nos races latines et qu'elle
est, par exemple, à peu près ignorée en Angleterre. Dans
ce dernier pays, le recours au lait d'une nourrice mercenaire est si exceptionnel qu'il faut une annonce dans les
journaux pour trouver cette femme (2).

Nous ne pouvons discuter toutes ces questions dans
notre thèse. Les considérations qui précèdent suffisent à
montrer que la grande majorité des enfants, enfants du
peuple surtout, auxquels vient à manquer le lait maternel, ne peuvent recevoir le lait d'une autre femme.

Quel lait faudra-t-il leur donner ?

Pratiquement, ce sera toujours du lait de vache ; on ne
peut songer, en effet, à recommander l'usage du lait de
chèvre, qui est beaucoup moins abondant que le lait de
vache et dont le prix de revient est plus élevé. De
plus, il s'éloigne beaucoup comme composition du lait

(1) Bresset. Le dispensaire pour enfants malades et consultation
de nourrissons de la caisse des écoles du VIIe arrondissement. Année
1901, page 17.
(2) Variot, *Revue philanthropique*, 1901.

de femme et il donnerait souvent de mauvais résultats, surtout chez les jeunes nourrissons.

Quant au lait d'ânesse, qui se rapproche le plus du lait de femme, il est rare et très cher (6 à 8 francs le litre). En outre, on ne peut le stériliser et, comme i s'altère très rapidement, il doit être consommé tout de suite après la traite.

Le lait de vache peut-il être donné cru à l'enfant ?

Les conditions de production d'un bon lait sont très complexes et nécessitent un grand nombre de mesures relatives aux femelles laitières.

Dans le choix des vaches, il faudra tenir compte de la race et des dispositions individuelles — la race hollandaise fournit un lait beaucoup plus pauvre que celui de la race normande.

La nourriture devra être surveillée avec soin et l'on a montré l'influence fâcheuse de l'alimentation par les drèches sur la composition du lait de vache.

En outre, on devra s'efforcer d'écarter tous les germes de maladie et spécialement ceux de la tuberculose : toutes les vaches laitières devront être soumises à l'épreuve de la tuberculine qui permettra d'éliminer celles qui seront atteintes de la pommelière. De plus, l'hygiène des vacheries réclamera une étable vaste et spacieuse avec un sol imperméable permettant au purin de s'écouler au loin par une canalisation souterraine, un approvisionnement d'eau sous pression et en quantité suffisante, etc., etc.

Malgré l'aménagement le plus hygiénique, il sera bien

difficile d'obtenir un lait inoffensif, c'est-à-dire privé de microbes pathogènes.

C'est surtout au moment de la traite que les causes d'infection se montrent multiples : mains sales du trayeur, absence de toilette de la mamelle, ustensiles malpropres, etc. Toutes les précautions étant prises par ailleurs, il suffira, par exemple, pour les rendre illu-soires, que la vache vienne, en se battant les flancs avec la queue, faire tomber dans le récipient où l'on recueille le lait quelques squames formées de matière fécale dess-séchée.

Que sera-ce si le lait doit être consommé loin du lieu de production, dans les grandes villes comme Paris, où l'on vend le matin à la crémerie du lait recueilli la veille à trois heures de l'après-midi dans une vacherie distante parfois de plus de cent kilomètres ?

Le danger n'est pas dans la longueur de la distance à parcourir, mais dans la multiplicité des occasions de contamination au cours de ce voyage. Malgré la sur-veillance la plus sévère et le contrôle le plus sérieux, chaque changement de récipient constitue une chance de contamination.

Et nous ne parlons ici que des germes nocifs pou-vant être introduits accidentellement dans le lait fourni à la consommation publique. Mais combien de fraudes, sur lesquelles les journaux et les ligues appelaient encore récemment l'attention publique, réussissent à tromper toute surveillance, et font que le lait est non seulement riche en microbes, mais encore sophistiqué !

Si donc, à la campagne, dans une ferme modèle, et

prévenu de tous les écueils à éviter, on pourra essayer de faire boire au nourrisson le lait cru, dans les villes et à la campagne, toutes les fois qu'on ne sera pas absolument certain des précautions prises, il faudra, nécessairement, stériliser le lait avant de le donner à l'enfant.

La stérilisation est, le plus souvent, absolument indispensable : on peut rencontrer dans le lait non stérilisé, à côté de microbes non pathogènes, des microbes dangereux. L'analyse du lait ordinairement vendu dans les crémeries urbaines, à Paris, par exemple, montre de nombreux germes : 1° les saprophytes, qui se rencontrent dans le lait peu de temps après la traite ; tels sont les ferments lactiques, (bacillus acidi lactici, bactérium coli commune d'Escherich) et les ferments de la caséine (bacillus mesentericus vulgatus, bacillus subtilis, etc.), 2° les microbes pathogènes qui se trouvent dans les laits infectés directement ou indirectement.

Le lait est infecté directement, quand il contient les microbes de la tuberculose, de la fièvre aphteuse, des suppurations mammaires, de la diphtérie, etc., qui proviennent de vaches atteintes de ces maladies ; il peut être infecté indirectement, quand, par l'intermédiaire des gens employés à la laiterie, de l'eau plus ou moins pure du mouillage ou de celle qui sert au lavage et au rinçage des vases et récipients, certains agents microbiens, tels que le bacille d'Eberth, le bacille de Lœffler, viennent souiller le lait.

Les cas de transmission par le lait de la tuberculose des bovidés sont en très grand nombre ; M. Nocard en a rapporté des exemples particulièrement probants. D'ailleurs, la fréquence si remarquable dans la première

enfance de la tuberculose intestinale ou péritonéale suffirait à justifier les accusations formulées par les vétéri-
naires et la légitimité des mesures préventives par la
tuberculine.

La fièvre aphteuse des bovidés cause des stomatites
chez les personnes qui consomment le lait cru provenant
des vaches qui en sont atteintes.

La fièvre typhoïde a été transmise également par le
lait et les épidémies de Leicester ou d'Edimbourg sont
bien connues à cet égard.

De même on cite l'épidémie de diphtérie d'Addlestone
en 1879 : 14 personnes contractèrent la diphtérie pour
avoir mangé de la crème chez un attorney général (1).

La scarlatine, les diarrhées infantiles, bien d'autres
maladies encore peuvent être produites par un lait qui
contient des germes microbiens, plus ou moins spécifiques.

Il s'ensuit que la consommation d'un lait cru, dont on
ignore la provenance, est très dangereuse et que la stérilisation, qui peut sembler superflue pour l'alimentation
des adultes, est absolument nécessaire et indispensable
pour celle des enfants du premier âge.

Peut-être n'est-il pas inutile à ce propos de rappeler les
conclusions suivantes adoptées dès 1896 par l'Académie
de médecine, sur le rapport de M. Charpentier :

« 1° *Il faut aujourd'hui substituer l'emploi du lait stérilisé à celui du lait cru ou bouilli pour l'alimentation*

(1) Influence de la toxine diphtérique sur le lait de femme,
Schmidt et Pflanz, *Wien. Klinisch. Wochensch.*, octobre 1896.

des enfants du premier âge, et, à ce point de vue, nous ne pouvons que féliciter le Conseil municipal de Paris d'exiger l'emploi du lait stérilisé dans toutes les crèches et dispensaires ; les médecins de la protection de l'enfance devront, à cet égard, se montrer très sévères pour les nourrices dont ils ont la surveillance.

2° Il faut que l'Académie charge le plus promptement possible sa commission permanente de l'hygiène de l'enfance de modifier dans ce même sens les prescriptions formulées par elle en 1892, au point de vue de l'allaitement artificiel, et d'imposer aux nourrices surveillées l'usage exclusif du lait stérilisé.

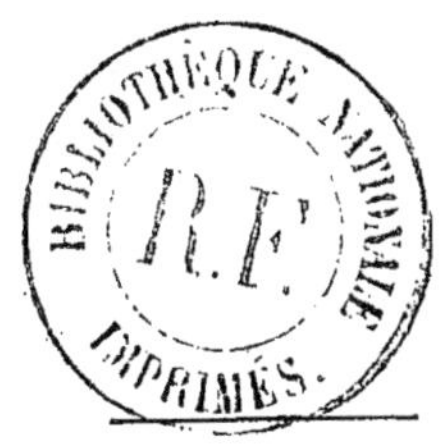

CHAPITRE II

Stérilisation du lait.

Il ne faut donc pas élever un nourrisson avec un lait cru de provenance inconnue. Si rationnel que soit le désir du médecin de s'écarter le moins possible de la nature, il faut faire subir à ce lait une préparation qui le rende inoffensif.

Or, il est incontestable que l'ébullition est tout à fait insuffisante pour obtenir ce résultat : le lait, chauffé à l'air libre, monte rapidement et déborde du récipient, « se sauve » dès qu'il a atteint 75° (1). Beaucoup de ménagères retirent le lait du feu à ce moment. Pour lui permettre d'atteindre 101°5, point d'ébullition véritable, il faut briser la croûte de caséine ou frangipane, formée à la surface. Mais, même à cette température tous les germes ne sont pas détruits. Donc, pratiquement, l'ébullition du lait n'est qu'une stérilisation très incomplète. En outre, la frangipane que l'on rejette pour le biberon

(1) Pour détruire sûrement les microbes pathogènes rencontrés dans le lait, même le bacille de la tuberculose, il faut une température de 101°5 pendant 6 minutes, de 80° pendant 10 minutes ou de 68° pendant 30 minutes.

étant riche en caséine, on a aussi accusé l'ébullition de diminuer la quantité de substances protéiques du lait.

On retiendra donc que l'ébullition n'est qu'un pis aller et ne donne qu'une garantie très illusoire.

Il faut obtenir la stérilisation du lait d'une manière pratique et peu coûteuse qui permette de généraliser son emploi.

Deux méthodes sont en présence :

1° La *stérilisation industrielle* faite dans des usines installées sur le lieu de production, dans les pays d'herbages.

2° La *stérilisation à domicile*, par les mères, du lait destiné à la consommation quotidienne de leur enfant.

I. **Stérilisation industrielle**. Cette méthode permet d'obtenir la stérilisation absolue et définitive : non seulement sont détruits tous les microorganismes susceptibles de déterminer après ingestion les affections dont ils sont les agents spécifiques, mais encore tous les ferments ou levures pouvant déterminer des modifications chimiques et empêcher la bonne conservation de cet aliment.

Cette stérilisation se fait par la chaleur ; mais certains agents microbiens résistant à la température de 100°, on doit recourir au chauffage sous pression, permettant d'atteindre des températures plus élevées de 110° ou même de 115°. Le lait, versé dans des récipients lavés, stérilisés et bouchés hermétiquement, est placé dans un autoclave. C'est une véritable machine de Papin où l'eau bout en vase clos. Un thermomètre, un manomètre, un robinet d'échappement de vapeur et une soupape de sûreté permettent d'obtenir des températures variant entre 105° et 120°, sous une pression de plusieurs atmosphères.

Tous les appareils employés en France ou en Allemagne ne sont que des modifications plus ou moins compliquées de cet autoclave des laboratoires.

Les différences résident surtout dans la manière dont on obtient l'occlusion hermétique des flacons : bouchage de Cazeneuve, système à baïonnette ou de la canette de bière, bouchon de liége paraffiné, etc.

La stérilisation absolue est obtenue avec un chauffage à 110° pendant un quart d'heure, après un chauffage à 100° pendant 45 minutes (1). On l'obtient aussi par un procédé qui porte le lait, à plusieurs reprises, à 115° pendant peu de temps. Ces chauffages alternent avec des refroidissements rapides. On peut encore obtenir cette stérilisation absolue du lait par la *tyndallisation* ou chauffage discontinu qui consiste à chauffer le lait à trois reprises à 100°, pendant 45 minutes, à vingt-quatre heures d'intervalle chaque fois. A cette température les spores de certaines espèces microbiennes résistent ; mais dans l'intervalle de deux chauffages, elles engendrent des microbes qui sont détruits à 100°.

Le lait ainsi stérilisé ne contient plus de germes et peut se conserver pendant des mois. Néanmoins, pratiquement, on fera bien de ne pas dépasser l'intervalle de quinze

---

(1) On chauffe à 100° pendant 45 minutes sans boucher les bouteilles : un bouchon est simplement posé à l'orifice de chaque flacon. Quand le vide est fait dans les bouteilles, on enfonce les bouchons et on chauffe à 110° pendant 15 minutes.

jours et c'est à bon droit qu'on a réclamé l'inscription sur les bouteilles de la date de la stérilisation. « Avant d'employer les laits de conserve, dit M. Budin, on s'assurera :

« 1° Qu'ils ont bon aspect, qu'il ne sont pas trop foncés en couleur, qu'ils ne sont pas caillés, qu'ils ont conservé l'apparence normale ;

« 2° Qu'à l'ouverture de la bouteille, ils ne dégagent ni gaz, ni mauvaise odeur ;

« 3° Qu'ils n'ont aucun mauvais goût.

Si la crème est remontée à la surface, on la remettra en suspension en agitant le flacon après l'avoir fait tiédir.

« On versera directement ce lait de la bouteille dans le biberon préalablement nettoyé à l'eau bouillante.

Si ce lait doit être coupé, on emploiera de l'eau potable bouillie.

« Si on fait usage de petits flacons qui ne contiennent que la quantité nécessaire pour une tétée, il suffira de mettre une tétine sur le goulot de la bouteille qui vient d'être débouchée (1). »

II. **Stérilisation à domicile**. — Cette méthode ne permet d'obtenir qu'une stérilisation relative, mais suffisante, à la condition que le lait ainsi préparé soit consommé dans les vingt-quatre heures qui suivent le chauffage : si les microbes pathogènes et les ferments lactiques sont détruits, les spores de plusieurs saprophytes (bacillus mesentericus vulgatus, bacillus subtilis, tyrothrix tenuis et bactéries peptonisantes de Flügge) persistent ; ces

---

(1) Prof. Budin, *Le nourrisson*, Paris, 1900, p. 216.

spores se transforment, en peu de temps, en microbes qui altéreront le lait.

La stérilisation à domicile s'obtient au moyen d'appareils de formes et de fermetures différentes qui presque tous dérivent de l'appareil de Soxhlet (appareils d'Egli-Sinclair, de Vinay, de Gentile, de Budin, etc), et reposent sur le principe du bain-marie.

Tous ces appareils se composent :

a) D'une marmite en fer blanc ou en tôle émaillée, de grandeur variable ; cette marmite contient un support destiné à maintenir les flacons isolés des parois du vase.

b) De petits flacons gradués, 8 ou 9, de contenance variable.

c) D'obturateurs automatiques en caoutchouc rouge, de différents modèles.

L'appareil le plus usité est celui de M. Budin.

« Pour se servir de l'appareil, dit M. Budin, on verse dans chaque flacon la quantité de lait jugée nécessaire pour une tétée, sans que cette quantité puisse dépasser le trait de division le plus élevé ; on place ensuite un obturateur sur le goulot. Tous les flacons ainsi préparés sont mis dans le porte-bouteilles, puis dans la marmite qui contient de l'eau froide. Le niveau de l'eau doit affleurer à peu près celui du lait dans les flacons.

« La marmite est ensuite recouverte et portée sur un fourneau. La température de l'eau s'élève progressivement jusqu'à l'ébullition qu'on doit maintenir pendant 45 minutes. Cela fait, on enlève le couvercle, on sort le porte-flacons de l'eau bouillante et on laisse refroidir. On voit alors, dès que la température s'abaisse, les obturateurs s'appliquer fortement sur les goulots des petites bouteilles et se déprimer à leur centre. La dépression atteint son maximum lorsque les flacons sont froids, elle résulte de la condensation de la vapeur d'eau du lait qui, pendant l'ébullition, a chassé l'air contenu dans la partie supérieure des flacons. L'obturateur est ainsi fixé par la pression atmosphérique.

« L'examen des flacons permet d'avoir facilement des preuves que le vide existe et que la stérilisation par conséquent a été faite. Ces preuves sont : 1° l'adhérence du disque sur le goulot de la bouteille ; 2° la dépression centrale de l'obturateur ; 3° l'expérience du marteau d'eau.

« Pour faire cette dernière, on renverse la bouteille qu'on doit tenir de la main gauche, pendant que, avec le bord cubital de la main droite, on frappe d'un coup brusque sur le fond ; le liquide se déplace en masse et vient heurter la paroi en produisant un claquement sec.

« Lorsqu'on veut donner à l'enfant le lait nécessaire pour une tétée, on plonge une bouteille dans l'eau chaude, pour faire tiédir son contenu. Ce résultat obtenu, on soulève un des bords de l'obturateur ; il se détache et l'air rentre dans le flacon en produisant un sifflement particulier. On goûte le lait pour s'assurer qu'il a la température voulue et qu'il a sa saveur ordinaire, puis on applique directement le galactophore ou une tétine sur le goulot de la bouteille. Cette dernière étant renversée, la tétine est introduite dans la bouche de l'enfant (1). »

(1) Prof. BUDIN, *Le nourrisson*, p. 211.

III. **Parallèle entre la stérilisation industrielle et la stérilisation à domicile**. — Nous avons déjà montré la différence qui existait entre la stérilisation absolue et définitive obtenue dans l'industrie et la stérilisation efficace, mais relative et temporaire qu'on obtient à domicile.

C'est à la seconde méthode que beaucoup d'accoucheurs, avec M. Budin, ont accordé la préférence ; ils lui trouvent l'avantage de permettre la distribution quotidienne à la mère de famille de petits flacons gradués renfermant la dose exacte de lait nécessaire pour une tétée ; il suffit de remplacer le bouchon par la tétine pour transformer la petite bouteille en biberon. Les manipulations sont ainsi réduites au minimum.

On a dit que le lait stérilisé industriellement présentait plusieurs inconvénients :

1° Que le lait contenu dans des flacons d'un demi-litre ne restait pas stérile pendant le temps nécessaire à sa consommation ;

2° Que ce lait pouvait facilement s'infecter par suite de son transvasement d'une bouteille dans un biberon ;

3° Que les bouteilles ne portant pas la date de leur stérilisation, on pouvait craindre que le lait de certaines bouteilles ne s'altérât, par suite, le plus souvent, d'un bouchage défectueux, et ne fût mis en vente dans cet état d'altération.

Nous croyons que ces inconvénients n'existent guère ; en effet, on peut répondre :

1° Que la bouteille étant débouchée, le lait ne peut

guère s'altérer pendant le temps nécessaire à sa consommation, c'est-à-dire pendant quelques heures ;

2° Que les manipulations que nécessite le transvasement du lait se réduisent à peu de chose et ne réclament que les soins de propreté indispensables pour toutes les méthodes d'allaitement artificiel ;

3° Que les bouteilles altérées deviennent de plus en plus rares et qu'en prenant les précautions énumérées plus haut, on ne se servira jamais d'un lait altéré.

On peut ajouter que, depuis peu, l'industrie, tout en continuant à préparer les bouteilles d'un demi-litre, prépare aussi des petites bouteilles dans lesquelles on ne met que la quantité nécessaire pour une tétée : 30, 40, 50, 60, 75, 100 grammes, etc. Ces bouteilles sont fermées par un bouchon de liège sur lequel est imprimé au fer la date de la stérilisation.

— Quand on prescrira à une mère de famille l'emploi du lait stérilisé industriellement, on devra lui recommander de se servir des petits flacons. On réservera l'usage des bouteilles d'un demi-litre et d'un quart de litre pour les distributions en grande quantité telles qu'on les fait dans les gouttes de lait.

Si les pédiatres et quelques accoucheurs donnent habituellement la préférence au lait stérilisé dans l'industrie, c'est que, dans les grandes cités comme Paris, le lait, surtout celui qui est vendu à bas prix, peut non seulement contenir des microbes pathogènes, des ferments et des produits de fermentation, mais il peut aussi être écrémé, mouillé, sophistiqué de bien des manières. La stérilisation à domicile détruira bien les microbes pathogènes et une partie des ferments, mais elle n'aura pas d'action sur les produits de fermentationet sera, bien entendu, incapable de rendre au lait les qualités qu'il aura perdues par des manipulations frauduleuses.

M. Marfan a bien montré que si l'intervalle entre la traite et la stérilisation se prolonge et dépasse, par exemple, six heures en hiver et même trois heures en été, des modifications peuvent se produire dans la composition du lait qui rendent insuffisante la stérilisation avec les appareils genre Soxhlet. Or, il n'est guère possible à Paris de stériliser un lait à domicile, trois ou six heures après la traite. D'autre part, on ne peut pratiquer, en dehors du milieu hospitalier, des analyses aussi fréquentes et aussi rigoureuses que celles qui peuvent être faites sur le lait fourni aux hôpitaux. Il n'est pas toujours facile d'exercer un contrôle aussi sévère que celui qu'exerce M. Budin sur le lait qu'il distribue, après stérilisation, à sa consultation de nourrissons.

Il résulte de ce qui précède que :

1° On ne devra stériliser un lait à domicile que si on a la certitude d'avoir un lait frais et de bonne qualité et à la condition de consommer ce lait dans les vingt-quatre heures qui suivront la stérilisation ;

2° Que, dans les grandes villes, le lait stérilisé industriellement, dans les pays de production, immédiatement après la traite, offrira, en général, des garanties plus sérieuses que le lait stérilisé à domicile.

M. Variot, en six ans, a fait distribuer au dispensaire

de Belleville plus de 300.000 litres de lait stérilisé industriellement. Il en a obtenu d'excellents résultats. Dans son rapport à la section de Pédiatrie du Congrès international de médecine de 1900, cet auteur a développé tous les avantages du lait stérilisé de l'industrie qui seul permet l'expérimentation sur une aussi grande échelle qu'à Belleville.

CHAPITRE III

Objections au lait stérilisé.

On a pu dire avec raison que le lait stérilisé avait plus
de détracteurs parmi les médecins que dans le peuple.
Ceci reste vrai encore aujourd'hui. Bon nombre de
médecins, même des plus distingués, accusent l'allaitement par le lait stérilisé d'une foule de méfaits ; d'autres
reconnaissent la valeur thérapeutique du lait stérilisé dans
les affections gastro-intestinales, mais se refusent à en
faire l'aliment nécessaire et permanent de tout allaitement artificiel bien conduit ; seuls, un petit nombre de
médecins, pédiatres et accoucheurs, qui ont bien voulu
étudier cette méthode d'élevage avec rigueur, à l'hôpital, dans les crèches et surtout dans ces merveilleux
champs d'expérimentation que sont les gouttes de lait ou
consultations pour nourrissons, ont reconnu l'excellence
des résultats obtenus.

Nous voudrions examiner les différentes objections qui
ont été adressées au lait stérilisé et rappeler les réponses
par lesquelles bien d'autres avant nous ont pu les réfuter
victorieusement.

On a soutenu d'abord que la stérilisation n'était pas parfaite. On se basait sur les quelques bouteilles qui parfois sont mises en vente gâtées. Mais le fait se produit de plus en plus rarement : une bouteille sur 100, au plus, (en été) contient du lait caillé, dégageant une mauvaise odeur et présentant un goût aigre et amer ; cette proportion diminue à mesure qu'augmentent les perfectionnements de la stérilisation industrielle ; d'ailleurs, il est facile de remédier à cet inconvéuient en recommandant aux mères de toujours goûter chaque bouteille avant d'en verser le contenu dans le biberon de l'enfant.

Pour ce qui est de la perfection de la stérilisation obtenue par les procédés en cours, il est facile de s'en assurer : placé à l'étuve à 37°, température très favorable au développement des germes, le lait ne se caille pas et ensemencé sur tous les milieux il se montre stérile.

Les gourmets au palais délicat ont accusé le lait stérilisé d'avoir un goût spécial : de caoutchouc, de caramel, de suif. Ce goût, il le devrait ou bien à la transformation de la lactose en caramel par suite du surchauffage (1), ou bien à la mise en liberté des acides gras sous l'influence de la chaleur extrême.

Il serait facile de répondre à cette critique très secondaire et de dire que le sens du goût est très peu développé chez le nourrisson et qu'en supposant qu'il soit déve-

---

(1) M. Duclaux, en dosant la lactose, a montré que l'action de la chaleur n'en diminuait pas la quantité et que le goût de caramel était dû à des modifications de la caséine.

loppé comme chez l'adulte, l'élevage d'un nourrisson vaut bien qu'on néglige les susceptibilités de son palais.

Il vaut encore mieux constater que les bons laits stérilisés ne présentent aujourd'hui aucun goût désagréable.

Ceux qui accusent le lait stérilisé de l'être d'une manière imparfaite citent ce fait que les bouteilles ne peuvent être conservées indéfiniment. Mauchamp rapporte bien l'exemple du docteur Dufestel qui, après plusieurs mois, en trouva dans sa cave plusieurs échantillons dans un état de conservation qui lui permit d'en faire usage ; mais nous avons déjà dit qu'il était préférable de ne pas dépasser pour la consommation le délai de quinze jours et que c'était à bon droit qu'on avait réclamé l'inscription sur chaque bouteille de la date de la stérilisation. Il faut bien insister sur ce point que ce ne sont pas des altérations microbiennes qui empêchent la conservation indéfinie du lait stérilisé : on a conservé à l'Institut Pasteur des flacons de lait stérilisé par l'illustre fondateur ; après plus de quinze ans ce lait n'était pas coagulé et sa stérilité était parfaite. Mais, au bout d'un certain temps, quinze jours environ, il se produit des modifications de la matière grasse qui amènent une sorte de dédoublement dans le contenu de chaque bouteille : une épaisse couche de beurre se condense en grumeaux à la surface, tandis que le fond de la bouteille renferme un sérum plus clair. La seule conclusion pratique à tirer de ce fait, c'est de prendre la précaution de ne pas dépasser le délai de quinze jours. Il est incontestable que le lait stérilisé industriellement n'est guère une marchandise d'exportation ; que dans les colonies éloignées, par exemple, on ne pourra exporter le lait de France et qu'on devra donner la préférence à la stérilisation à domicile, en s'entourant naturellement de toutes les garanties possibles sur la provenance du lait.

Il y a une objection plus sérieuse qui a été présentée contre le lait stérilisé et qui, si elle était fondée, suffirait à elle seule à en faire rejeter l'emploi : ce n'est pas un simple changement de saveur, mais une altération de la constitution chimique des principes du lait qui serait causée par la stérilisation ; cette modification de ses éléments constituants : aménerait son indigestibilité et une diminution très notable de ses qualités nutritives. Des preuves cliniques et expérimentales, en grand nombre, permettent de détruire cette accusation. Nous rappellerons notámment les expériences de Chavanne sur l'état moléculaire des caillots de lait cru, bouilli ou stérilisé dans les digestions artificielles : dans un cristallisoir ouvert, on met 100 gr. de lait avec 10 centimètres cubes de présure du commerce provenant de la caillette de veau. On porte à l'étuve à 37° pour favoriser la formation du caillot.

Avec le lait *cru*, on voit se former un caillot compact et rétractile, adhérent au fond du vase, tandis que le petit lait surnage.

Avec le lait *bouilli*, le caillot est volumineux et le petit lait ne surnage plus. Ce caillot est moins rétractile que le précédent ; il est plus facile à diviser quand on l'agite.

Avec le lait *stérilisé*, le coagulum se présente sous

forme de petits flocons mélangés intimement au petit lait et se laissant diviser très facilement. Le caillot du lait stérilisé présente le même aspect, le même état de friabilité et de division que le caillot obtenu avec le lait de femme traité par la présure.

On peut donc dire que la digestibilité du lait stérilisé est plus grande que celle du lait bouilli et beaucoup plus grande que celle du lait cru. C'est pourquoi l'on a pu soutenir que, même lorsqu'on peut se procurer du lait offrant toutes les garanties désirables, il vaut encore mieux le faire stériliser que de le donner cru.

Pourtant, Ellenberger et Hofmeister, analysant le résidu fécal des nourrissons élevés au lait stérilisé, ont trouvé des matériaux non assimilés (matières azotées et graisses) en plus grande abondance que dans les fèces de nourrissons élevés au lait cru. Mais ces constatations ont étéabsolument infirmées par celles de Bendix, de Berlin, en 1894 : cet auteur, dosant l'azote, non plus seulement à la sortie, mais dans les ingesta et dans les excrétions, put établir le rapport de l'azote total à l'azote éliminé et affirmer, sur cette donnée très précise, la parfaite assimilation des matériaux quaternaires et des matières grasses chez les nourrissons recevant du lait stérilisé. Koplick, de New-York, a confirmé les conclusions de Bendix et Drapier a constaté que les selles dues au lait stérilisé étaient peut-être un peu moins colorées et un peu plus dures que celles dues au lait maternel, mais que jamais elles ne renfermaient des débris de lait coagulé, indiquant une digestion imparfaite, ni ne présen-

taient l'odeur fétide causée par les fermentations intesti-
nales.

Les expériences de Chavanne sur l'état moléculaire du
caillot de lait ont été confirmées par celles de Michel en-
treprises en 1895, au laboratoire de M. Budin : là encore, l'étude comparative de l'action des divers ferments
digestifs sur les matières albuminoïdes du lait cru et du
lait stérilisé a montré les avantages de ce dernier.

On a soutenu aussi que la stérilisation en précipitant
les phosphates du lait diminuait l'assimilation de la matière minérale nécessaire à l'édification du squelette. En
effet, le dépôt qui se forme sur les parois des bouteilles
de lait stérilisé contient depuis un trentième jusqu'à la
moitié de l'acide phosphorique total ; mais le remède est
simple : il suffit d'agiter la bouteille, avant d'en verser
le contenu dans le biberon, pour faire disparaître le dépôt
des parois et rétablir la teneur normale en phosphates.
D'ailleurs, cette teneur fût-elle un peu diminuée qu'il
n'y aurait aucun inconvénient, puisqu'on sait que les
phosphates sont plus abondants dans le lait de vache
que dans le lait de femme.

C'est la clinique qui, seule, pouvait apporter la confirmation définitive de toutes les expériences. Sans doute,
Duclaux, sur les cobayes, Rodet, sur les chiens, avaient
constaté que l'augmentation de poids était aussi régulière
avec le lait stérilisé qu'avec le lait cru. Sans doute,
Weber, élevant avec plein succès des veaux à l'aide du
lait de vache stérilisé, s'était mis à l'abri des causes
d'erreur qui peuvent intervenir lorsqu'on emploie du lait
fourni par une espèce différente. Mais toutes ces expé-

riences ne valaient pas l'observation quotidienne d'enfants élevés avec méthode au lait stérilisé ; la diminution certaine des gastro-entérites de la première enfance est la meilleure garantie des bons effets de ce mode d'allaitement. MM. Budin, Pinard, Bonnaire, Maygrier, Lepage, etc., n'ont eu qu'à se louer de son emploi, en particulier dans l'allaitement mixte. MM. Variot, Bresset, Raimondi et bien d'autres, à Paris ou en province, ont apporté des résultats encore plus concluants empruntés à leurs gouttes de lait ou dispensaires respectifs : en effet, la clientèle des dispensaires est faite surtout d'atrophiques ou d'enfants déjà malades, tandis que les accoucheurs élèvent presque exclusivement des enfants normaux qu'ils prennent dès la naissance. Il est remarquable que le lait stérilisé, qui est l'aliment de choix pour tout enfant bien portant à qui vient à manquer le lait de sa mère, se trouve être également celui qui permet d'arracher à la mort les pauvres petits débiles qui viennent consulter à demi-morts. Grâce au lait stérilisé, on a pu sauver des enfants à qui manquait un quart, un tiers et même la moitié du poids normal d'un enfant de leur âge. Nous en rapportons plusieurs exemples : l'observation XLVl, qui a trait à un enfant atrophique d'un demi, est particulièrement instructive à cet égard.

En définitive, on est frappé de la pauvreté des arguments présentés par les adversaires du lait stérilisé ; ils n'expriment le plus souvent qu'une aversion instinctive et tout à fait anti-scientifique contre l'emploi d'une *conserve* d'un « *lait mort* ». Cela est bientôt dit et lait mort ne signifie guère autre chose que lait stérile. Sans doute, comme le dit M. Guinon, « plus, dans l'élevage, on s'éloigne de la nature, et plus on a d'accidents de développement » (1). Mais, étant admise la regrettable nécessité dans laquelle se trouvent nombre d'enfants d'avoir à se passer du lait maternel, nous pensons que c'est un très grand progrès de leur donner du lait stérile de préférence à ce lait cru dont nous avons rappelé les chances multiples d'infection et de sophistication.

En réalité, on ne distingue pas assez le lait qui est simplement stérilisé des laits humanisés, maternisés, concentrés, préparés par les procédés de Winter-Vigier, de Gœrtner, etc. Ceux-là sont véritablement des produits artificiels d'un usage souvent dangereux (2). Ce sont tous des laits dont on a essayé de modifier, — par l'action coagulante de la présure ou par la centrifugation —la constitution chimique dans le but de la rendre plus semblable à celle du lait de femme qui contient moins de caséine et plus de sucre que le lait de vache.

L'emploi de ces laits modifiés, resté heureusement assez restreint en France, n'a guère fourni de bons résultats, et seuls ces laits méritent les accusations formulées contre les laits stérilisés. Par exemple, on a dit et on dit encore que le lait stérilisé peut causer le scorbut infantile ou maladie de Barlow. Or, M. Paugam, dans

(1) Soc. d'obstétrique, de gynécologie et de pédiatrie, 14 janvier 1902.

(2) Il n'en serait pas de même des laits artificiellement digérés avec lesquels M. Budin a obtenu de très bons résultats pour l'élevage des débiles. *Le Nourrisson*, p. 84.

une thèse (1) inspirée par M. Variot, a relevé tous les cas de scorbut infantile observés en France ; ils sont très peu nombreux : onze seulement ont été publiés. Sur ces onze enfants, sept avaient été nourris avec du lait maternisé, les quatre autres étaient suralimentés d'une manière évidente. D'autre part, cette maladie, si rare en France, est au contraire très fréquente en Angleterre, où l'usage précoce des farines et autres spécialités alimentaires est très en honneur ; elle est plus fréquente encore aux Etats-Unis, où il est constant d'employer des laits dont la constitution chimique se formule sur ordonnance et qu'on obtient par synthèse en des laboratoires de lait (milk laboratory). Pour montrer la complexité de cette méthode, nous ne pouvons mieux faire que de reproduire, d'après la thèse de Paugam, un exemple de la pratique courante de ces laboratoires.

Un commis aux écritures reçoit une prescription de médecin :

Beurre	4	pour cent.
Sucre de lait	7	—
Protéides	1,50	—

Un autre employé transforme le pourcentage métrique du médecin en onces et en drachmes.

La formule précédente deviendra la suivante :

	Onces	Drachmes
Modifying Cream (crème modifiée)	7	7
Modifying milk (petit lait)	4	7
Sugar solution (solution de sucre)	8	3
Lime Water (eau de chaux)	1	5
Water (eau)	8	6
Total	31	4

(1) Paugam, La maladie de Barlow en France. *Thèse*, Paris, 1901.

Cette dernière prescription est alors délivrée à un employé de la chambre spéciale, au *modifying clerk*, qui combine les différents éléments dont il dispose, d'après les proportions indiquées.

Suivant ces principes, M. Morgan Rotch, de Boston, a fixé avec soin le pourcentage des éléments fixes du lait qu'il convient de formuler dans les premiers temps qui suivent la naissance.

Entre ce lait fabriqué par synthèse et notre lait simplement stérilisé, sur place ou à domicile, il n'y a aucune comparaison possible : l'écart d'avec la nature est loin d'être le même dans les deux cas. Il nous semble réduit au minimum avec le lait stérilisé, et la méthode de rectification du lait de vache que préconise M. Morgan Rotch, nous paraît d'une complication inutile, sinon nuisible.

Nous venons de montrer que ce n'était pas le lait stérilisé qui causait la maladie de Barlow, ou scorbut infantile, ou rachitisme hémorrhagique. Nous voudrions de même démontrer, à l'aide d'un certain nombre de preuves cliniques, que ce n'est pas le lait stérilisé qui cause le rachitisme, et qu'il ne faut pas se contenter de déclarer, comme on le fait couramment, en présence d'un grand rachitique avec déformation des leviers osseux, tuméfaction des épiphyses, etc. : « c'est un enfant élevé au biberon ». Il faut dire plus justement : « C'est un enfant mal élevé au biberon » (1).

---

(1) VARIOT, Sur le rachitisme dans ses rapports avec l'allaitement artificiel. *Tribune méd.*, 26 mars 1902.

DEUXIÈME PARTIE

LE LAIT STÉRILISÉ NE CAUSE PAS LE RACHITISME

CHAPITRE PREMIER

100 observations cliniques.

Nous apportons à l'appui de cette proposition un total de cent observations qui, nous nous hâtons de le déclarer, aurait pu être augmenté pour ainsi dire indéfiniment. Ces observations ont, pour la très grande majorité, été recueillies au Dispensaire de Belleville où M. Variot, avec l'aide des docteurs Lazard et Roger, dirige une très active consultation pour nourrissons. Un certain nombre de faits proviennent de l'hôpital des Enfants-malades ; enfin, plusieurs observations, trop rares, mais particulièrement probantes, d'enfants élevés au lait stérilisé dans des familles soigneuses nous ont été obligeamment communiquées.

Parmi ces cent enfants observés, les uns sont rachitiques, les autres sont indemnes de tout stigmate. Pour ces derniers, il nous suffit de résumer l'histoire de leur première enfance et la manière dont ils ont été nourris ;

c'est la confirmation directe de notre thèse. Parmi les autres, il y a des enfants élevés au lait stérilisé et aussi des enfants élevés au sein. Mais ils ont tous ce caractère commun d'être rachitiques ; c'est que les uns et les autres, quelle que fût leur mode d'élevage, ont été alimentés d'une manière défectueuse ; pour les uns comme pour les autres, ce sont les fautes d'alimentation, non le mode d'élevage qui sont la cause du rachitisme. Quand un enfant nourri au sein devient rachitique (et l'on verra que les observations en sont nombreuses), nul ne songe à incriminer l'allaitement maternel. Il ne serait pas plus juste d'attribuer au lait stérilisé le chapelet costal ou les incurvations des os qui peuvent apparaître chez les enfants *mal* élevés avec ce lait, comme elles peuvent apparaître chez tout enfant *mal* nourri. Tels sont nos deux groupes d'observations.

Enfin, le second groupe nous ayant fait voir les fautes habituellement commises au cours de l'allaitement artificiel, nous rappellerons brièvement, dans un dernier chapitre, les précautions indispensables pour obtenir, avec le lait stérilisé, de beaux enfants non rachitiques, comme le sont ceux de notre premier groupe d'observations.

PREMIER GROUPE DES OBSERVATIONS
CLINIQUES

Enfants élevés au lait stérilisé et ne présentant pas de stigmates rachitiques.

Nous commencerons l'exposé résumé de nos observations par les deux suivantes, qui sont celles de deux enfants élevés par la même femme: le premier est son fils, la seconde est sa nourrissonne.

OBS. I. — *Lait stérilisé. Suralimentation. Rachitisme.*

G. Eugène, né le 25 septembre 1900. Conduit au Dispensaire de Belleville le 19 octobre 1900; poids: 4 kilogr. 600.

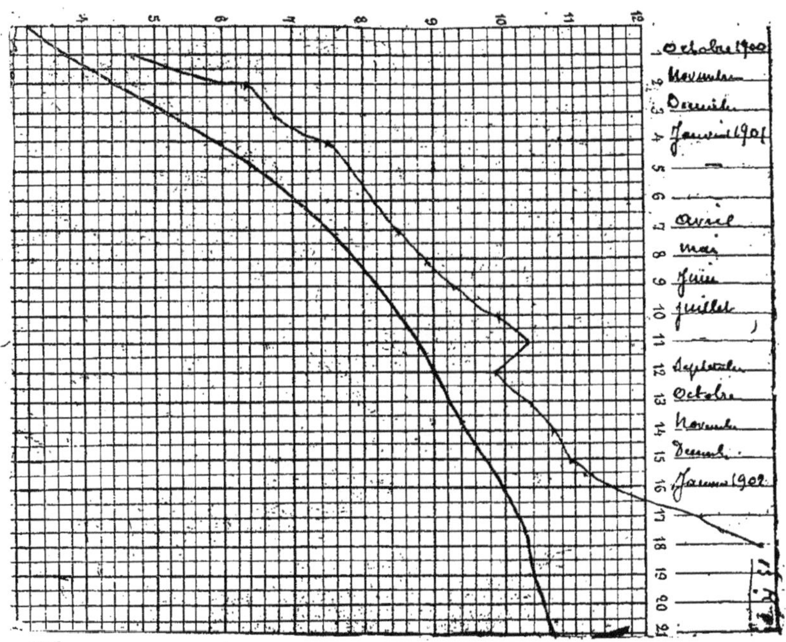

Très bel enfant. Allaitement au sein maternel ; mixte (lait stérilisé) à partir du deuxième mois. Le 11 avril 1902, pèse 13
kilogr. 150. A marché à 11 mois. Dès le septième mois,
la mère, trouvant que son enfant ne profitait pas assez vite,
lui donnait, outre son lait stérilisé, trois repas solides par jour
(tapioca, œufs, etc.). Rachitisme notable : côtes en auvent,
épiphyses volumineuses.

OBS. II. — *Lait stérilisé. Pas de Rachitisme.*

F. Georgette, née le 31 août 1900. Conduite au Dispensaire
de Belleville le 19 octobre 1900, dans un état déplorable ; poids :
3 k. 250. Confiée à une nourrice qui donne cinq fois le sein
par jour et deux prises de lait stérilisé de 75 grammes. Le 7 décembre 1900, l'enfant ne reçoit plus le sein et est exclusivement nourrie au lait stérilisé. Le 11 avril 1902, pèse 11 k. 300.
Absolument aucun stigmate rachitique : a marché à 13 mois ;
à 20 mois, elle a 11 dents.

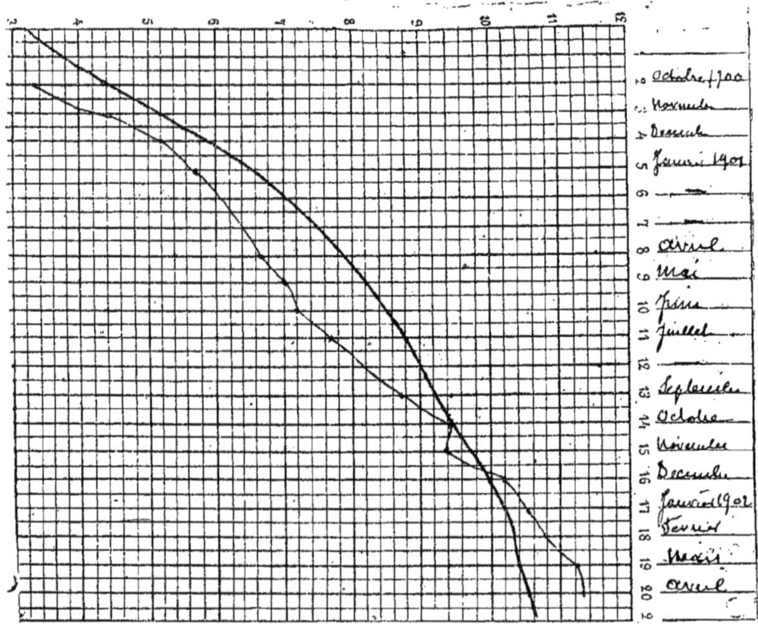

Ainsi donc, voici deux enfants élevés par la même femme : le premier, fils de l'éleveuse, très beau bébé dès la naissance ; l'autre, petite nourrissonne, chétive et de poids beaucoup plus faible.

Placés d'abord tous les deux à l'allaitement mixte, il est probable que la mère dut réserver le sein surtout pour son enfant ; bientôt même la petite fille ne reçoit plus que le lait stérilisé, tandis que son frère de lait continue jusqu'à 9 mois l'allaitement au sein maternel.

Et pourtant, de ces deux enfants, nés dans des conditions si différentes, celui qui devient rachitique, ce n'est pas la petite chétive, élevée presque exclusivement au lait stérilisé ; c'est l'autre, le beau bébé choyé par sa mère et choyé précisément d'une façon inintelligente qui en a fait un suralimenté et un sevré précocement.

Dira-t-on que c'est le lait stérilisé qui l'a rendu rachitique? Evidemment non, puisque la petite fille, nourrie au même lait par la même femme, ne devient pas rachitique. A n'en pas douter, c'est la suralimentation et le sevrage précoce qui ont causé ce rachitisme.

Cette double observation nous semble venir d'une manière particulièrement probante à l'appui de la thèse que nous soutenons, à savoir : que le rachitisme s'observe *malgré* le lait stérilisé et non pas *à cause* de son emploi.

Obs. III (Communiquée par le père, docteur R.). — *Lait stérilisé à 3 mois. Pas de rachitisme.*

Henri R., 5 ans. Né à terme. Allaitement mixte pendant les trois premiers mois, avec lait stérilisé à domicile (appareil Soxhlet). A partir du troisième mois, la mère, devenue enceinte, n'a plus de lait. Lait stérilisé exclusif. A partir de 13 mois, sevrage lent et progressif (bouillies, potages, purées, jaunes d'œuf). N'a jamais présenté le moindre signe de rachitisme : première dent à sept mois ; a marché à 10 mois.

Obs. IV. — *Lait stérilisé dès la naissance. Pas de rachitisme.*

G. Marcelle, née le 20 janvier 1901 (poids à la naissance 3 k. 40). Conduite au Dispensaire de Belleville le 22 février 1901 ; poids : 3 k. 500. A pris le sein pendant six jours ; depuis, n'a reçu que du lait Gallia. Le 17 mai 1901, pèse 5 k. 720. Revue en mars 1902. Pas de rachitisme.

Obs. V. — *Lait stérilisé. Pas de rachitisme.*

Olga G., née le 6 août 1901, conduite au Dispensaire de Belleville le 13 août 1901. Poids : 4 k. 500. La mère ne peut donner le sein que la nuit et cesse complètement d'allaiter le deuxième mois. Le 31 janvier 1902, poids, 6 k. 650. Enfant bien portant. Pas de rachitisme le 8 avril 1902.

Obs. VI. — *Lait stérilisé dès la naissance. Pas de rachitisme.*

Juliette L., née le 27 avril 1900. conduite au Dispensaire de Belleville, le 7 septembre 1900. Poids : 7 k. 100. Au lait Gallia dès la naissance ; deux dents à six mois ; marche seule à 13 mois. Le 17 janvier 1902, pèse 12 kilos. Aucun stigmate rachitique.

Obs. VII. — *Lait stérilisé. Pas de rachitisme.*

Madeleine L., née le 27 juillet 1901, à terme, mais très faible (poids à la naissance : 2 k. 750). Conduite au Dispensaire de Belleville le 11 octobre 1901. Poids : 3 k. 700. Au sein pendant les quinze premiers jours. Depuis, lait stérilisé industriellement, de marques différentes. Le 15 novembre 1901, pèse 4 k. 375. Revue le 12 avril 1902 : pas de rachitisme.

Obs. VIII. — *Lait stérilisé exclusivement dès la naissance*
Pas de rachitisme.

François M., né le 1er octobre 1900 (poids à la naissance : 3 k. 500). N'a jamais reçu de lait de femme. Lait Gallia dès les premiers jours, donné pur dès le second mois. Conduit le 30 octobre 1900 au Dispensaire de Belleville. Poids : 4 k. 450. Le 10 janvier 1902 pèse 11 k. 375, neuf dents. A marché à 13 mois. Très bel enfant, normal et non rachitique.

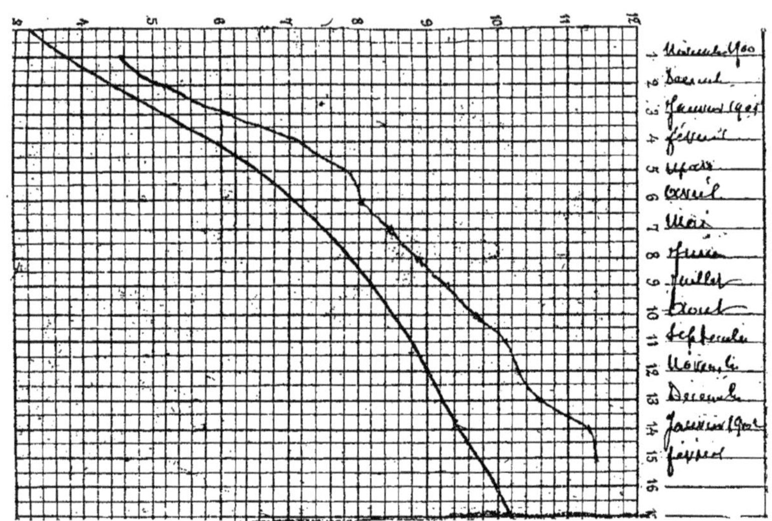

Obs. IX. — *Lait stérilisé. Pas de rachitisme.*

Georges F..., né le 16 août 1901, conduit au Dispensaire de
Belleville, le 18 septembre 1901. Poids : 4 k. 900. A reçu le
sein pendant cinq semaines; ensuite, lait stérilisé. Revu le
5 avril 1902 : aucun stigmate rachitique.

Obs. X. — *Lait stérilisé. Pas de rachitisme.*

Amélie F..., née le 2 août 1901. Très petite à la naissance :
2 k. 800. Conduite au Dispensaire de Belleville, le 23 août 1901.
Mère, anémique, n'a pas de lait, allaitement artificiel au lait
stérilisé. Le 28 février 1902, pèse 5 k. 850. Aucun stigmate
rachitique.

Obs. XI. — *Lait stérilisé. Pas de rachitisme.*

Jeanne F..., née le 30 août 1901. Conduite au Dispensaire de Belleville, le 29 novembre 1901. Poids : 4 k. 975. Reçoit le sein la nuit ; dans la journée, lait stérilisé. Sevrée complètement du sein maternel le 27 décembre 1901. Le 8 avril 1902, pèse 7 k. 100. Aucun signe de rachitisme.

Obs. XII. — *Lait stérilisé. Pas de rachitisme.*

Alice V..., née le 21 septembre 1990, conduite au Dispensaire de Belleville, le 2 novembre 1900. Poids : 3 k. 200. Sein maternel, le premier mois. Lait stérilisé, depuis 15 jours. Le 22 octobre 1901, pèse 9 k. 620. Aucun signe de rachitisme.

Obs. XIII. — *Lait stérilisé depuis l'âge de six semaines.
Pas de rachitisme.*

C... Alfred, né le 6 juillet 1901, conduit au Dispensaire de Belleville, le 11 octobre 1901. Poids : 6 k. 650. A reçu le sein maternel jusqu'à l'âge de six semaines. Depuis, n'a pris que du lait stérilisé. Bel enfant, 4 dents. Pas de rachitisme ; léger ressaut costal.

Obs. XIV. — *Lait stérilisé. Pas de rachitisme.*

Renée D..., née le 2 juin 1900. Conduite au Dispensaire de Belleville, le 29 juin 1900. Poids : 3 k. 850. A reçu le sein la nuit jusqu'à l'âge de onze mois ; dans la journée, ne prenait que du lait stérilisé Gallia. Le 28 février 1902, pèse 13 k. 150. Très beau développement du squelette. Pas de rachitisme : a marché à douze mois ; douze dents à seize moi s.

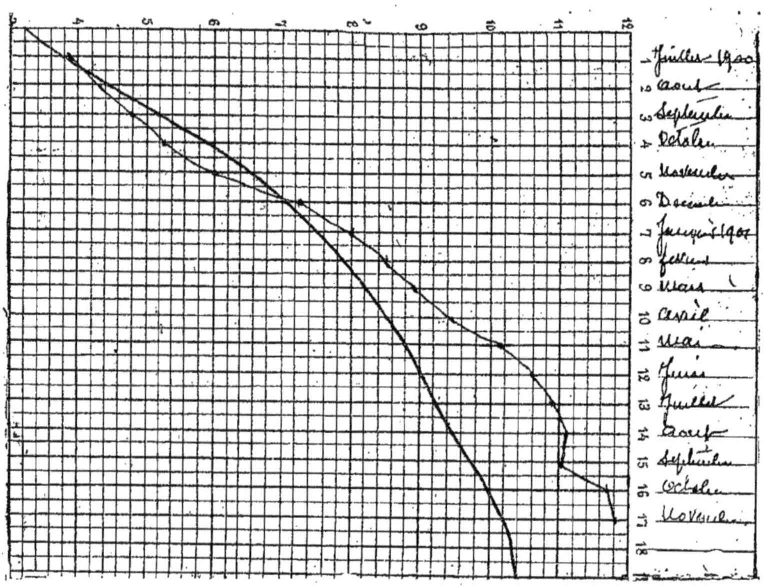

Obs. XV. — *Lait stérilisé. Pas de rachitisme.*

D..., Suzanne, née le 10 février 1899. Conduite au Dispensaire de Belleville, le 8 septembre 1899. Poids : 6 k. 300. La mère, devenue enceinte, n'a plus de lait. Le 1er mars 1901, pèse 10 k. 900. Revue le 3 janvier 1902. Poids : 13 k. 370. Aucun stigmate rachitique.

Obs. XVI. — *Lait stérilisé depuis la naissance.*
Pas de rachitisme.

F... Jules, né le 26 octobre 1900, conduit au Dispensaire de Belleville, le 17 décembre 1900. Poids : 4 k. 400. N'a jamais reçu de lait de femme ; lait stérilisé depuis la naissance, avec méthode et régularité. Le 29 janvier 1902, poids : 7 k. 950. Aucun stigmate rachitique.

Obs. XVII. — *Lait stérilisé. Pas de rachitisme.*

Henriette M..., née le 2 mars 1901, conduite au Dispensaire de Bellevile le 6 septembre 1901. Poids : 4 kil. 800. Au sein jusqu'à trois mois. Depuis, lait Gallia. Le 7 février 1902, pèse 8 kil. 850. Aucun stigmate rachitique.

Obs. XVIII. — *Lait stérilisé. Pas de rachitisme.*

Raymond M..., né le 27 juillet 1899, conduit au Dispensaire de Belleville le 6 janvier 1900. Poids : 4 kil. 350. Au sein jusqu'à trois mois ; ensuite, lait stérilisé. Le 7 décembre 1901, pèse 9 kil. 900. Aucun stigmate rachitique.

Obs. XIX. — *Lait stérilisé dès la naissance.*

Maurice M..., né le 23 septembre 1900, conduit au Dispen-
saire de Belleville le 21 février 1901. Poids : 5 kil. 470. Lait
Gallia dès la naissance. Le 28 mars 1901, poids : 5 kil. 650.
Revu le 2 avril 1902. Pas de rachitisme.

Obs. XX. — *Lait stérilisé dès la naissance.*
Pas de rachitisme.

Robert M..., né le 1er avril 1901, conduit le 26 avril 1901 au
Dispensaire de Belleville. Poids : 3 kil. 750. Au biberon dès la
naissance : lait stérilisé. Le 20 janvier 1902, pèse 9 kil. 450.
Aucun signe de rachitisme.

Obs. XXI. — *Lait stérilisé dès la naissance.*
Pas de rachitisme.

Blanche M..., née le 14 mai 1901, conduite au Dispensaire
de Belleville le 14 juin 1901. Poids : 3 kil. 550. Lait stérilisé
dès les premiers jours. Accroissement pondéral très régulier.
Le 28 février 1902, pèse 8 kil. 500. Aucun stigmate rachitique.

Obs. XXII. — *Lait stérilisé. Pas de rachitisme.*

M... Pauline, âgée de 2 ans 1/2. Vient à la consultation de l'hôpital des Enfants-Malades le 30 juillet 1901. Elevée par une nourrice, exclusivement au lait stérilisé jusqu'à 13 mois. A marché à 11 mois. Pas de rachitisme.

Obs. XXIII — *Lait stérilisé. Pas de rachitisme.*

B... Marcel, âgé de 4 ans, vient consulter à l'hôpital des Enfants le 5 juillet 1901. Elevé par sa mère exclusivement au lait stérilisé jusqu'à 18 mois. A marché à 13 mois. Pas de rachitisme.

Obs. XXIV. — *Allaitement mixte, puis lait stérilisé.*
Pas de rachitisme.

D... Suzanne, 3 ans 1/2, se présente le 28 juin 1901 à la consultation externe de l'hôpital des Enfants-Malades. Allaitement mixte jusqu'à 5 mois, puis lait stérilisé exclusif, donné avec méthode. Absolument aucun stigmate rachitique : a eu ses premières dents à 5 mois 1/2, ses 20 dents à 17 mois ; a marché à 14 mois.

Obs. XXV. — *Lait stérilisé. Pas de rachitisme.*

B... Désirée, née le 24 mai 1900. Conduite au Dispensaire de Belleville, le 22 juin 1900. Au biberon dès la naissance ; vient consulter pour la diarrhée verte due au lait de crémerie qu'elle reçoit depuis trois semaines. Poids : 3 k. 400. Le 13 novembre 1901, pèse 10 k. 420 Aucun signe de rachitisme.

Obs. XXVI. — *Lait stérilisé dès la naissance.*
Pas de rachitisme.

B... Robert, né le 20 mai 1901. Présenté le 18 novembre 1901, au Dispensaire de Belleville. Poids : 5 k. 850. N'a jamais reçu de lait de femme. Elevage méthodique au lait stérilisé, non coupé (dès le début). Le 21 février 1902, poids : 7 kg. 550, Beau bébé. Pas de rachitisme.

Obs. XXVII. — *Lait stérilisé. Pas de rachitisme.*

B... Jeanne, née le 13 janvier 1901, conduite au Dispensaire de Belleville le 1er mars 1901. Poids : 3 k. 150. A reçu le sein les huit premiers jours. Le 8 novembre 1901, pèse 6 k. 750. Pas de rachitisme : 8 dents.

Obs. XXVIII. — *Lait stérilisé dès la naissance.*
Pas de rachitisme.

C... Henri, né le 21 novembre 1901. Conduit au Dispensaire de Belleville, le 6 décembre 1901. Poids : 4 k. 250. Très beau bébé. La mère, probablement tuberculeuse, ne peut nourrir son enfant. Le 4 avril 1901, pèse 6 k. 220. Revu en mars 1902. Pas de rachitisme.

Obs. XXIX. — *Prématuré. Lait stérilisé. Pas de rachitisme.*

Robert B..., né le 23 avril 1900, à 8 mois. Conduit au dispensaire de Belleville le 13 juillet 1900. Poids : 4 k. 200. Au biberon dès la naissance : lait stérilisé. Le 25 octobre 1901, pèse 9 k. 700. Aucun stigmate rachitique.

Obs. XXX. — *Lait stérilisé. Pas de rachitisme. Atrophie.*

Georges B..., né le 19 décembre 1900. Conduit au dispensaire de Belleville le 11 janvier 1901. Poids : 3 k. 100. Lait stérilisé. Le 3 janvier 1902, pèse 6 k. 270. Pas de rachitisme.

Obs. XXXI. — *Lait stérilisé. Pas de rachitisme.*

Simon T..., né le 13 novembre 1900. Conduit au dispensaire de Belleville le 7 juin 1901. Poids : 7 k. 570. A reçu le sein pendant les deux premiers mois ; ensuite, lait stérilisé.

Poids le 27 septembre 1901 : 9 k. 150. Aucun signe de rachitisme.

Obs. XXXII. — *Lait stérilisé. Pas de rachitisme.*

Lucien P..., né le 12 septembre 1901. Conduit au dispensaire de Belleville le 27 septembre 1901. Poids : 3 k. 500. Ne reçoit le sein que la nuit ; lait stérilisé dès la naissance. Poids le 4 avril 1902 : 6 k. 220. Aucun stigmate rachitique.

Obs. XXXIII. — *Lait stérilisé. Pas de rachitisme.*

Paul G..., né le 23 novembre 1900. Conduit au dispensaire de Belleville le 5 juillet 1901. Poids : 5 k. 820. Au sein pendant les deux premiers mois ; ensuite, lait stérilisé, donné par la grand'mère. Le 23 février 1902, pèse 12 k. 075. Aucun stigmate rachitique.

Obs. XXXIV. — *Lait stérilisé. Atrophie. Pas de rachitisme.*

Blanche G..., née le 31 mars 1899. Conduite le 23 mars 1900 au dispensaire de Belleville. Poids : 6 k. 400. Recevait le sein la nuit; dans la journée, lait stérilisé. Sevrage à 14 mois. Le 19 avril 1901, pèse 9 k. 900. Atrophie, mais bon état général. Pas de rachitisme.

Obs. XXXV. — *Lait stérilisé. Pas de rachitisme.*

A... Robert, né le 17 janvier 1901 à huit mois. Conduit au dispensaire de Belleville le 25 février 1901. Allaitement mixte jusqu'à six mois. A six semaines, pesait 4 kilogs. Le 11 avril 1902 pèse 9 kg. 650 ; 14 dents, fontanelle fermée, très léger ressaut costal.

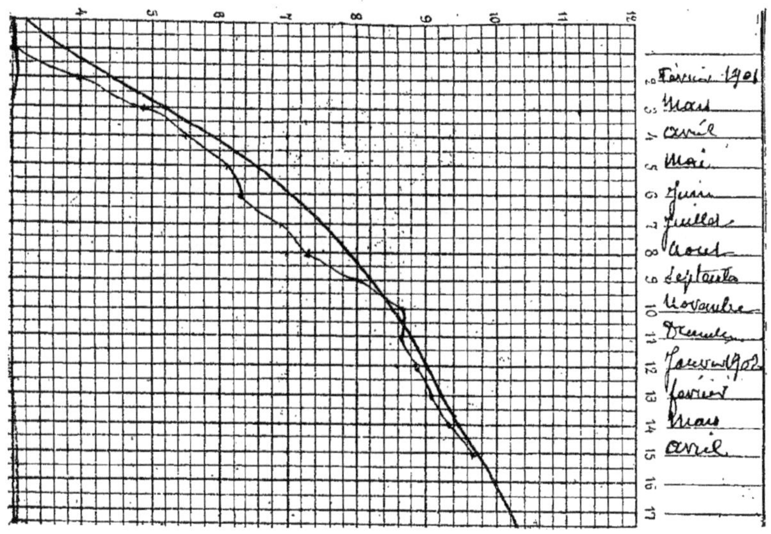

— 56 —

Obs. XXXVI. — *Lait stérilisé. Pas de rachitisme.*

M... Denise, née le 27 janvier 1901. Conduite au dispensaire de Belleville le 23 août 1901. Poids : 5 kg. 20 Elevée au sein pendant trois mois. Le 11 avril 1902, pèse 8 kg. 400. Atrophie, mais pas de rachitisme, à peine un très léger ressaut costal.

Obs. XXXVII. — *Lait stérilisé. Pas de rachitisme.*

G... Marcel, est venu consulter à l'hôpital des Enfants-Malades à l'âge de quatre mois. Poids : 4 kilogs. Allaitement au lait stérilisé. A huit mois, cinq dents, beau bébé, 6 kg. 700. aucun stigmate rachitique.

Obs. XXXVIII — *Lait stérilisé exclusif dès la naissance.
Pas de rachitisme.*

A... Louise, née le 21 octobre 1899, conduite au Dispensaire

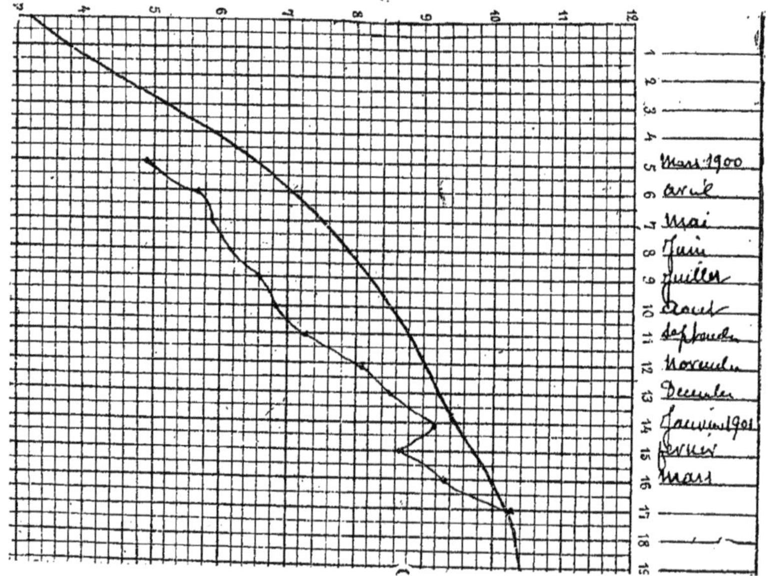

de Belleville le 2 mars 1900. Poids : 4 kg. 850. Dès la naissance n'a reçu que du lait Gallia. Le 7 avril 1901 pèse 10 kg. 250. L'enfant est revue le 11 avril 1902 en très bon état. Aucun signe de rachitisme.

OBS. XXXIX. — *Atrophie. Lait stérilisé dès la naissance. Pas de rachitisme.*

Louis O..., né le 23 février 1899, conduit au dispensaire de Belleville le 26 mai 1899. Poids : 4 kg. 250. Elevé par la grand'mère avec le lait stérilisé, coupé pendant le premier mois.

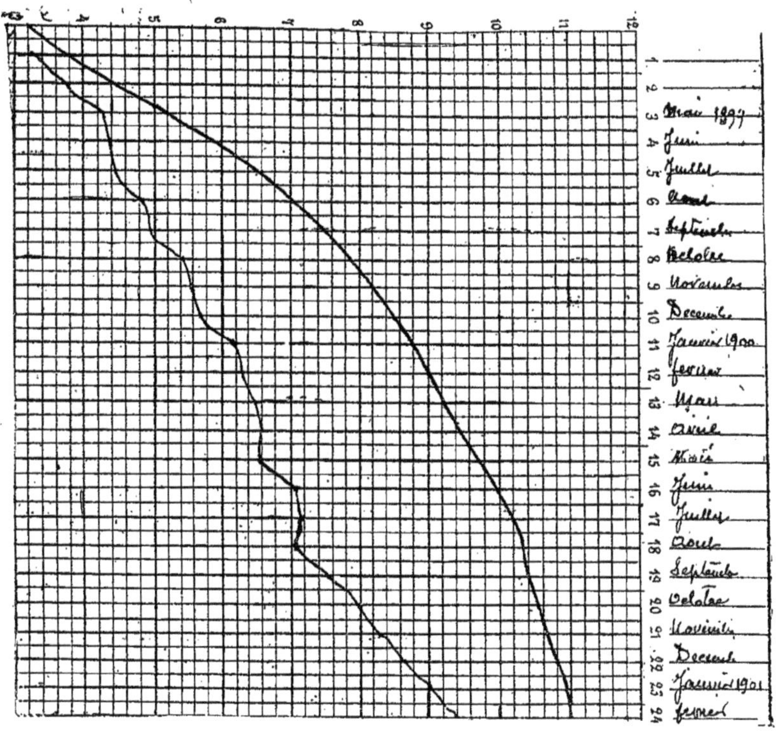

Marche à 15 mois. Le 10 janvier 1902, pèse 10 kg. 950. Très bon état de nutrition et de développement du squelette. Pas de rachitisme.

Obs. XL. — Lait stérilisé dès la naissance.
Pas de rachitisme.

Louis P..., né le 14 mai 1900, conduit au dispensaire de Belleville le 27 juin 1900. Poids : 4 k. 200. Elevé par le grand-père Au biberon dès la naissance : lait stérilisé, coupé pendant les six premiers mois. Le 4 avril 1902, pèse 13 k. 450. N'a jamais reçu de lait de femme. Pas de rachitisme.

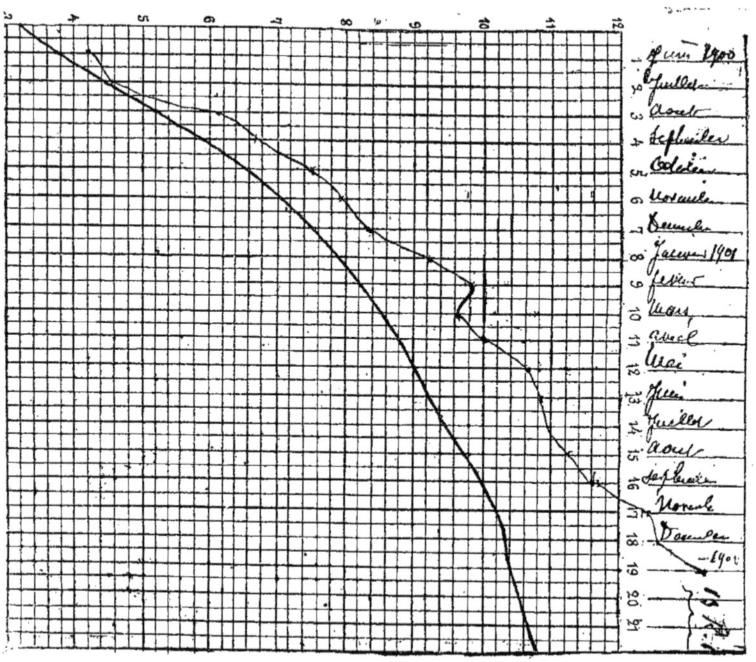

Obs. XLI. — *Lait stérilisé. Pas de rachitisme.*

Etiennette S...., née le 9 novembre 1899, conduite au dispensaire de Belleville le 16 mai 1901. Poids : 9 k. 400. Elevée au sein en nourrice pendant les quatre premiers mois ; ensuite, lait Gallia ; 19 dents à 16 mois. Le 4 avril 1902 pèse 12 k. 350. Aucun signe de rachitisme.

Obs. XLII. — *Lait stérilisé dès la naissance.*
Pas de rachitisme.

André S..., né le 11 avril 1900, conduit au dispensaire de Belleville le 22 juin 1900. Poids : 5 k. 450. N'a jamais reçu de lait de femme : lait Gallia. A marché à 15 mois. 18 dents à 20 mois. Le 14 février 1902, pèse 12 k. 750. Pas de rachitisme.

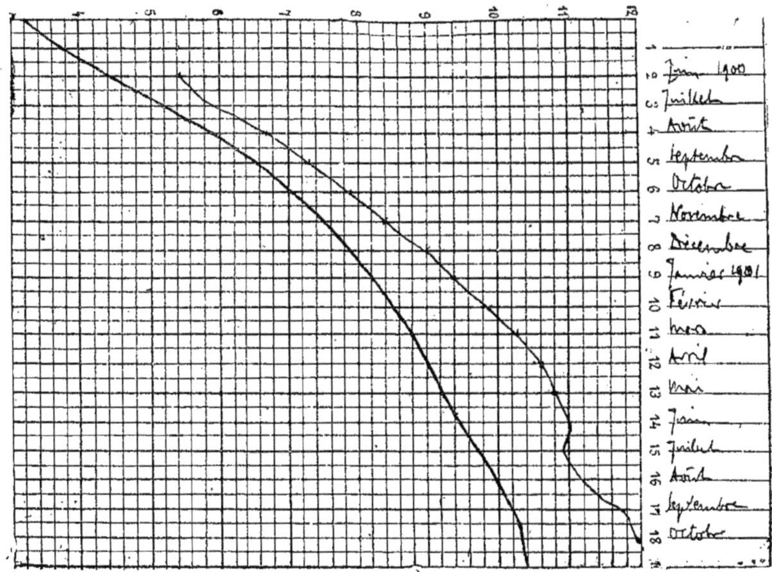

Obs. XLIII. — *Prématuré. Lait stérilisé dès la naissance. Pas de rachitisme.*

Louis S..., né le 18 octobre 1899, à 8 mois, conduit au dispensaire de Belleville le 27 octobre 1899. Poids : 2 k. 680. Au biberon dès les premiers jours : lait stérilisé. Marche à 17 mois (6 dents). Le 14 mars 1902, pèse 12 k. 150. Aucun signe de rachitisme.

Obs. XLIV. — *Atrophie. Lait stérilisé. Pas de rachitisme.*

W... Berthe, née le 22 novembre 1898. N'a jamais reçu de lait de femme. Conduite le 16 décembre 1898 au dispensaire

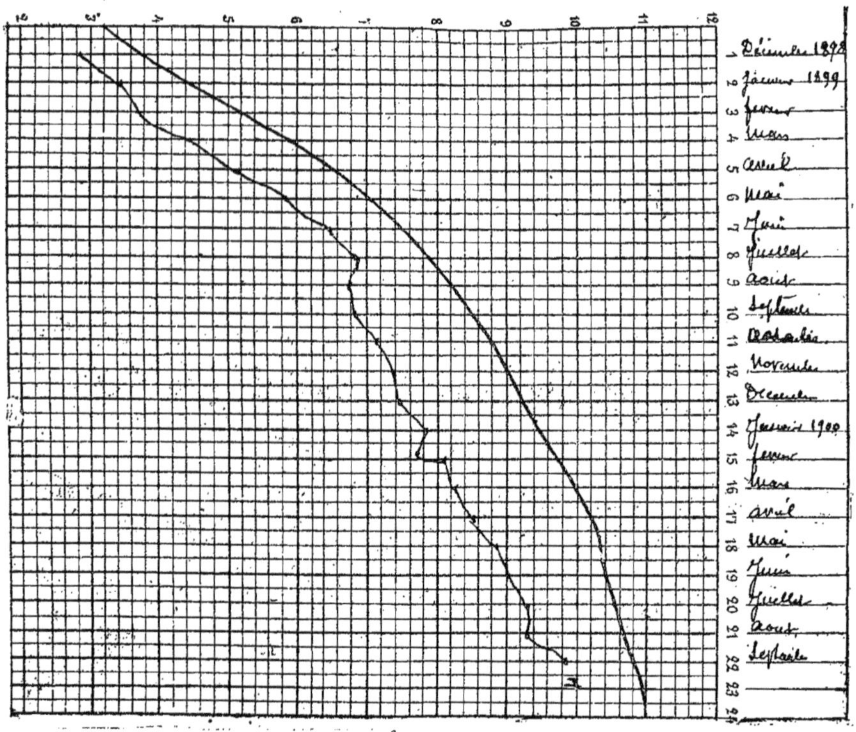

de Belleville ; pèse 2 k. 800. Le 23 septembre 1900, à 2 ans, l'enfant pèse 9 k. 850. Elle a été revue en très bon état le 11 avril 1902. N'a jamais eu de stigmate rachitique, à part un très léger ressaut costal. A marché à 14 mois. Mère soigneuse; lait stérilisé donné avec méthode.

OBS. XLV. — *Lait stérilisé. Pas de rachitisme.*

B... André, né le 13 novembre 1900, conduit le 30 novembre 1900, au dispensaire de Belleville. A pris le sein pendant 9 jours ; le lait stérilisé est commencé, dès la sortie de la mère de la Maternité. Poids : 4 k. 200. N'a jamais voulu prendre que le lait ; refuse les œufs et les potages. Poids le 11 avril 1902 : 10 k. 200. Aucun stigmate rachitique.

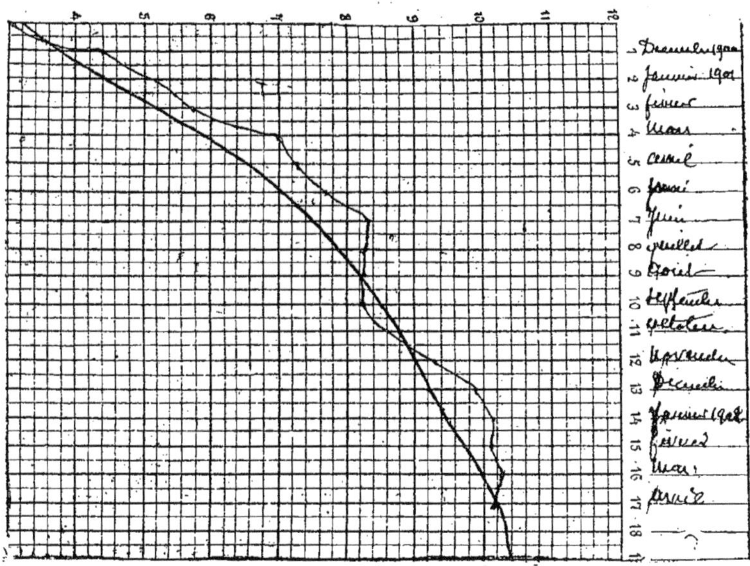

Obs. XLVI — *Atrophie extrême. Lai. stérilisé.*
Pas de rachitisme. (1)

O... Marius, né le 30 octobre 1899, Conduit au dispensaire
de Belleville, le 31 août 1900. Poids : 4 k. 150. (*Atrophie*

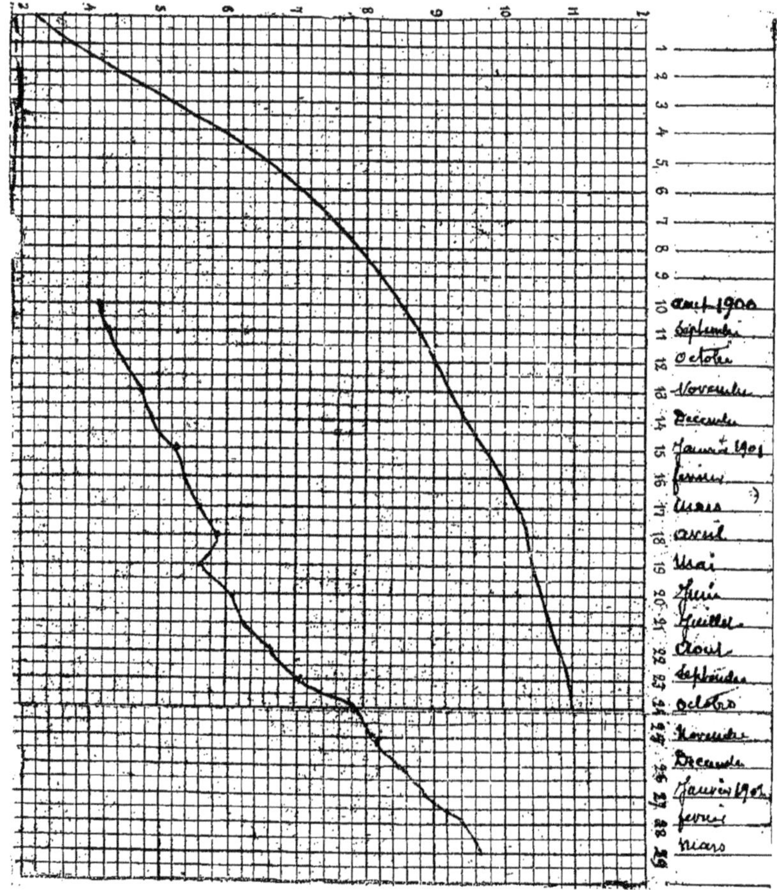

(1) Cet enfant a été présenté à la Société médicale des hôpitaux,
par M. le docteur Variot, *Bull. de la Soc. méd. des hôp.*, mars 1902.

pondérale d'un demi). Enfant de poids moyen à la naissance mais élevé au lait de crèmerie, diarrhée habituelle jusque-là. On lui donne du lait stérilisé. Poids le 11 avril 1902 : 9 k. 750. Bon état général. Malgré l'atrophie persistante, aucun signe de rachitisme.

Les quarante-six observations qui précèdent nous semblent apporter la confirmation directe de notre thèse. Sans doute, toutes ne sont pas également probantes et l'on nous objectera peut-être que plusieurs de nos nourrissons avaient reçu du lait de femme au début de leur allaitement et que c'est la raison qui explique leur immunité à l'égard du rachitisme. Mais dans beaucoup d'autres observations, le lait stérilisé a été donné exclusivement et dès la naissance : qu'on considère par exemple les courbes d'accroissement des enfants des observations VIII, XL et XLII, etc., qui toujours se maintiennent au-dessus de la normale et qui pourtant n'ont jamais reçu de lait de femme.

Les observations XXXIX, XLIV, XLVI ont trait à des atrophiques ; les graphiques montrent toute leur histoire : le point de départ avec un quart ou la moitié du poids normal en moins, leur accroissement lent, hésitant, irrégulier, leur élevage enfin, malgré bien des vicissitudes. Ce résultat est obtenu exclusivement par l'emploi méthodique du lait stérilisé ; et ces enfants, atrophiques au début, demeurés atrophiques après l'allaitement, ne sont pourtant pas rachitiques. L'observation XLVI, qui montre l'élevage d'un enfant atrophique d'un demi, est particulièrement démonstrative à cet égard.

Que si l'on objectait que chez plusieurs de nos enfants étiquetés non rachitiques (obs. XXXV, XXXVI, XLIV) on relève la présence d'un « ressaut costal » (1), nous pourrions répondre qu'il ne s'agit pas là du chapelet rachitique et que ces très légères nodosités marquant les articulations chondro-costales nous paraissent tout à fait physiologiques et ne s'accompagnent jamais de manifestations rachitiques.

On les observe chez des enfants élevés au sein d'une manière exclusive, méthodique et sans sevrage précoce, comme dans les quatre observations suivantes qui démontrent bien la nécessité de distinguer du chapelet rachitique le ressaut costal physiologique.

Obs. XLVII. — Allaitement au sein exclusif. Légères
nodosités costales.

A. D... Valentine, née le 25 août 1901. Conduite au dispensaire de Belleville le 7 mars 1902. Poids : 9 kgr. 470. Très beau bébé. N'a jamais rien pris que le sein et très régulièrement. Très légères nodosités costales. Aucun autre stigmate rachitique.

Obs. XLVIII. — Allaitement au sein exclusif. Léger
ressaut costal.

Henri L..., né le 29 mars 1901, conduit au Dispensaire de Belleville le 28 mars 1902. Poids : 7 kgr. 850. Elevé au sein. Première bouillie à 10 mois. Léger ressaut costal. Fontanelle fermée, pas de tuméfaction épiphysaire.

(1) Variot, Tribune méd., loc. cit.

Obs. XLIX. — *Allaitement au sein exclusif. Ressaut costal.*

Robert M..., né le 20 mai 1901, conduit au Dispensaire de Belleville le 29 novembre 1901. Poids : 7 kgr. 175. Nourri exclusivement au sein maternel. Le 7 février 1902 pèse 7 kgr. 575. Ressaut costal, sans aucun stigmate rachitique.

Obs. L. — *Allaitement au sein exclusif. Ressaut costal.*

Raymonde P..., née le 27 novembre 1900, conduite au Dispensaire de Belleville le 7 février 1902. Poids : 7 kgr. 750. N'a reçu que le sein jusqu'à l'âge de 14 mois, où l'on a commencé à donner quelques potages. 10 dents, très légères nodosités costales ; aucun stigmate rachitique.

DEUXIÈME GROUPE DES OBSERVATIONS CLINIQUES

I. Enfants élevés au lait stérilisé et présentant des stigmates rachitiques.

Obs. LI. — *Suralimentation avec lait stérilisé exclusif.*
Rachitisme.

J... Léon, 2 ans 1/2. Elevé très soigneusement par sa mère
avec du lait stérilisé quotidiennement dans l'appareil Soxhlet.
Pas d'aliments solides dans la première année : première
bouillie à 11 mois. Vient consulter le 3 novembre 1901 à l'hôpital des Enfants-Malades parce que la mère a été effrayée de
la déclaration d'un médecin qui affirmait que son enfant était
rachitique. — Rachitisme léger, mais incontestable : chapelet
costal, épiphyses radiales volumineuses, légère courbure des
tibias. — Un interrogatoire soigneux fait découvrir que cet enfant était en effet très bien soigné, prenait un lait excellent,
mais à la dose d'un litre dès l'âge de 6 mois.

Obs. LII. — *Lait stérilisé. Panades. Rachitisme.*

P... Jules, né le 20 juin 1901. Conduit au Dispensaire de Belleville le 28 février 1902. Nourri au biberon dès la naissance ;
depuis l'âge de six mois, la mère a donné des panades. — Lait
stérilisé. — Rachitisme notable : fontanelle largement ouverte.

Obs. LIII. — *Lait stérilisé. Racahout phosphaté.*
Rachitisme.

L... Céline, née le 11 mai 1901. Conduite au Dispensaire
de Belleville le 4 avril 1902. Poids : 5 kilogr. 650. Ele-

vée par sa mère au biberon : lait stérilisé. Mais n'a jamais
été réglée ; deux fois par jour, prenait du racahout phosphaté.
Rachitisme : fontanelle très largement ouverte ; deux dents,
atrophie d'un tiers.

Obs. LIV. — *Lait stérilisé. Farine lactée. Rachitisme.*

B... Achille, 19 mois. Consultation de Belleville. Poids :
6 kilog. 170. Au sein jusqu'à six mois ; beau bébé jusqu'à cette époque. Variole à huit mois ; rougeole, abcès
inguinal droit (deux mois à l'hôpital). Outre le lait stérilisé,
prenait deux fois par jour de la farine lactée. Rachitisme :
affaissement thoracique, épiphyses volumineuses, fontanelle
persistante, gros ventre, huit dents ; n'a jamais marché.

Obs. LV. — *Lait stérilisé. Suralimentation. Rachitisme.*

C... Marthe, née le 17 juillet 1901. Conduite au Dispensaire de Belleville le 15 novembre 1901. Poids : 3 kgr. 275.
Au sein pendant un mois et demi ; puis, la mère, n'ayant
plus assez de lait, suralimenté avec lait stérilisé (un litre à
six mois) ; diarrhée, vomissements. Athrepsie. Le 11 avril 1902
pèse 4 kgr. 450. Rachitisme : ventre étalé, pas de dents, chapelet costal.

Obs. LVI. — *Lait maternisé. Panades. Rachitisme.*

B... Suzanne, âgée de 17 mois 1/2. Elevée par une nourrice
au lait maternisé. Se présente à l'hôpital des Enfants-Malades.
De très bonne heure a pris des aliments solides ; panades,
purées, etc. Rachitisme ; nouures des membres inférieurs et
supérieurs ; 8 dents ; ne marche pas encore.

Obs. LVII. — *Lait stérilisé. Sevrage précoce. Rachitisme.*

C... Germaine, âgée de 9 mois. Entre le 5 avril 1901 à l'hôpital des Enfants-Malades. Elevée au biberon par sa mère. Prenait du lait stérilisé coupé d'eau panée. A partir de 8 mois a pris des aliments solides : panades. Rachitisme. Fontanelle encore largement ouverte. Thorax rétréci, nouures des tibias, deux dents.

Obs. LVIII. — *Lait stérilisé. Suralimantation.*
Rachitisme.

H. Marguerite, née le 7 juin 1901, conduite au Dispensaire de Belleville le 31 janvier 1902. Poids : 7 kgr. 320. Lait stéri-lisé avec le sein jusqu'à 4 mois 1/2 ; panades et bouillies. — Rachitisme : fontanelle très largement ouverte, chapelet costal.

Obs. LIX. — *Lait stérilisé dès la naissance,*
interrompu pendant deux mois. Rachitisme.

Germain K..., né le 19 décembre 1900, conduit au Dispen-saire de Belleville le 7 juin 1901. Poids : 4 kgr. 670. Dès le début recevait du lait Gallia ; mais la mère, le trouvant trop cher, lui a donné du lait de crémerie depuis deux mois. Diar-rhée, vomissements. Le 27 mars 1902 pèse 7 kgr. 250. — Ra-chitisme : chapelet costal, épiphyses volumineuses.

Obs. LX. — *Lait stérilisé. Farine lactée. Rachitisme*

Léon L..., né le 16 juillet 1901, conduit au dispensaire de Bel-leville le 8 février 1902. Poids : 7 k. 500. Au sein jusqu'à six mois ; sevré à cause d'une nouvelle grossesse. Lait stérilisé, mais aussi farine lactée deux fois par jour. Le 4 avril 1902, pèse 8 kgr. 850. — Rachitisme : chapelet costal, fontanelle très largement ouverte.

— 69 —

Obs. LXI — *Lait stéritisé. Panades. Rachitisme.*

Renée L..., née le 11 mai 1901, conduite au Dispensaire de
Belleville le 22 novembre 1901. Poids : 5 k. 200. Revient de la
campagne, où elle était en nourrice et où elle a reçu, outre le
biberon de lait stérilisé, deux panades par jour. Le 4 avril 1902,
pèse 8 kgr. 320. — Rachitisme : fontanelle très ouverte, chapelet costal, une seule dent.

Obs. LXII. — *Lait stérilisé. Suralimentation. Rachitisme.*

Yvonne M..., née le 29 octobre 1901, conduite au Dispensaire de Belleville le 21 février 1902. Poids : 4 kgr. 570. Au sein
pendant le premier mois. Depuis, lait stérilisé, mais très en
excès : trois bouteilles (1 litre 1/2) par 24 heures. Convulsions.
Rachitisme : gros ventre étalé, flasque ; pas de dents, fontanelle
très ouverte.

Obs. LXIII. — *Lait stérilisé. Sevrage prématuré.
Rachitisme.*

Renée P..., née le 18 juillet 1901, conduite au Dispensaire de
Belleville le 4 janvier 1902. Poids : 4 kgr. 330. Ramenée de
nourrice il y a quinze jours : recevait, outre le lait stérilisé,
des bouillies et des purées. Rachitisme : fontanelle très largement ouverte, chapelet costal, épiphyses volumineuses.

Obs. LXIV. — *Lait stérilisé. Farine lactée. Rachitisme.*

Louise P..., née le 1er janvier 1901, conduite au Dispensaire de Belleville le 14 mars 1902. Poids : 8 kgr. 300. Au biberon dès la naissance : lait Gallia. Mais, de un mois à six mois, farine lactée tous les jours, viande et soupes dès 10 mois. Rachitisme notable : chapelet costal très appréciable ; épiphyses énormes, fontanelle ouverte, 2 dents, ne marche pas (15 mois).

Obs. LXV. — *Lait stérilisé. Suralimentation. Rachitisme.*

Marcelle L..., née le 3 février 1901, conduite au Dispensaire de Belleville le 25 octobre 1901. Poids : 4 kgr. 600, deux mois au sein ; ensuite, lait stérilisé, mais donné en excès et sans régularité. Le 4 avril 1902, pèse 7 kgr. 170. Rachitisme : une seule dent; ne marche pas, fontanelle ouverte, chapelet costal. alternatives de diarrhée et de constipation ; prolapsus du rectum.

Obs. LXVI. — *Lait stérilisé. Suralimentation.*
Rachitisme.

V... Gaston, âgé d'un an. Entre le 30 juillet 1901 à l'hôpital des Enfants-Malades. A été élevé au biberon par une nourrice. Prenait du lait stérilisé, sans méthode et en quantité excessive (un litre à six mois). Rachitisme : chapelet costal très notable, thorax rétréci, côtes en auvent, épiphyses volumineuses. Pas de dents.

Obs. LXVII. — *Lait stérilisé. Farine lactée.*
Rachitisme.

T... Marcel, âgé de 29 mois, entre à l'hôpital des Enfants-
Malades le 10 juillet 1901. A été élevé au biberon par une nourrice. Prenait du lait stérilisé, mais a pris de très bonne heure
(à 7 mois) des aliments solides : bouillies, panades, farine lactée, etc. Rachitisme : nouures des côtes, thorax très rétréci,
nouures des membres supérieurs et inférieurs. Fontanelle très
ouverte. A eu sa première dent à 16 mois et a marché à
27 mois.

Obs. LXVIII. — *Lait stérilisé. Phosphatine. Rachitisme.*

D... Madeleine, née le 3 mai 1901, conduite au Dispensaire
de Belleville le 15 décembre 1901. Poids : 3 kilos. A été placée
dès la naissance en nourrice à la campagne : recevait du lait
stérilisé à domicile (appareil Soxhlet) ; mais dès l'âge de 4
mois, a pris de la phosphatine. Le 28 mars 1992, pèse 7 kil. 050.
Rachitisme : gros ventre mou et flasque, fontanelle très largement ouverte.

Obs. LXIX. — *Lait stérilisé. Suralimentation. Rachitisme.*

Paulette E..., née le 18 juin 1901 (3 k. 250 à la naissance).
Conduite le 13 décembre 1901 au Dispensaire de Belleville ;
poids : 5 kil. 750. N'a pris le sein que pendant dix jours ;
depuis, lait stérilisé, mais sans discernement et à toute heure
du jour et de la nuit. Le 15 mars, pèse 6 kil. 900. Rachitisme :

pas de dent, fontanelle très ouverte, éventration de la ligne blanche, chapelet costal.

Obs. LXX. — *Lait stérilisé. Farine lactée. Rachitisme.*

Etienne A..., né le 26 juin 1901. Conduit au Dispensaire de Belleville le 4 mars 1902. Poids : 8 kil. 350. Allaitement mixte : sein et lait stérilisé. A 5 mois a reçu da la farine lactée ; le soir, prend quelques cuillerées de la soupe des parents. Vestiges de rachitisme : chapelet costal, fontanelle largement déprimée.

Obs. LXXI. — *Lait stérilisé.* — *Panades.* — *Rachitisme.*

B. Pierre, né le 18 novembre 1900. Conduit au Dispensaire de Belleville le 17 janvier 1902. Poids : 7 k. 175 grpmmes. Depuis six mois, prend deux panades par jour, avec du lait stérilisé. Rachitisme, épiphyses volumineuses, chapelet costal.

Obs. LXXII. — *Lait stérilisé.* — *Suralimenlation.*
Rachitisme

Robert B..., né le 1er février 1901. Conduit au Dispensaire de Belleville le 8 novembre 1901. Poids : 6 kil. 720 gr. Elevé en nourrice à la campagne, au biberon. Diarrhée habituelle. Le 28 mars 1902, pèse 9 kil. 100 gr. Rachitisme : nouures, gros ventre étalé, éventration de la ligne blanche.

Obs. LXXIII. — *Lait stérilisé. — Sevrage précoce.*
Rachitisme.

Marcelle C..., née le 31 décembre 1900. Poids à la naissance, 2 kil. 960 gr. Conduite au dispensaire de Belleville le 10 mai 1901. Poids : 5 kilos. Au biberon depuis la naissance. Placée en nourrice à l'âge de 4 mois 1/2, a reçu des bouillies et des purées. Le 7 janvier 1902, pèse 7 kil. 600. Rachitisme : gros ventre, chapelet costal, fontanelle largement ouverte.

Obs. LXXIV. — *Allaitement mixte. — Suralimentation.*
Rachitisme.

C... Edmond, né le 2 mars 1901. Conduit au Dispensaire de Belleville le 18 octobre 1901. Recevait le sein et le biberon en nourrice, sans règle ni mesure. Le 28 mars 1901, pèse 8 kil. 550. Assez bel enfant, mais rachitique : ne marche pas, deux dents seulement, chapelet costal, fontanelle très largement ouverte.

Obs. LXXV. — *Lait stérilisé. Suralimentation. Rachitisme.*

F. Berthe, née le 14 mars 1901, conduite au Dispensaire de Belleville, le 27 décembre 1901. Poids : 7 kil. 900. Au biberon dès la naissance, mais lait donné à discrétion ; diarrhée, vomissements. Le 27 janvier 1902, poids : 8 k. 950. — Rachitisme : fontanelle largement ouverte, nouures des poignets. 2 dents.

Obs. LXXVI. — *Atrophie extrême. Lait stérilisé.*
Farine lactée. Rachitisme.

G. Lucie, née le 3 juin 1899, conduite au Dispensaire de
Belleville le 15 septembre 1899. Poids : 3 k. 100. Au sein pendant deux mois, puis farine lactée. Diarrhée et vomissements,
cachexie. — Le 28 mars 1902, pèse 9 k. 875. — Rachitisme :
fontanelle incomplètement fermée, chapelet costal, nouures ; n'a
marché qu'à 26 mois.

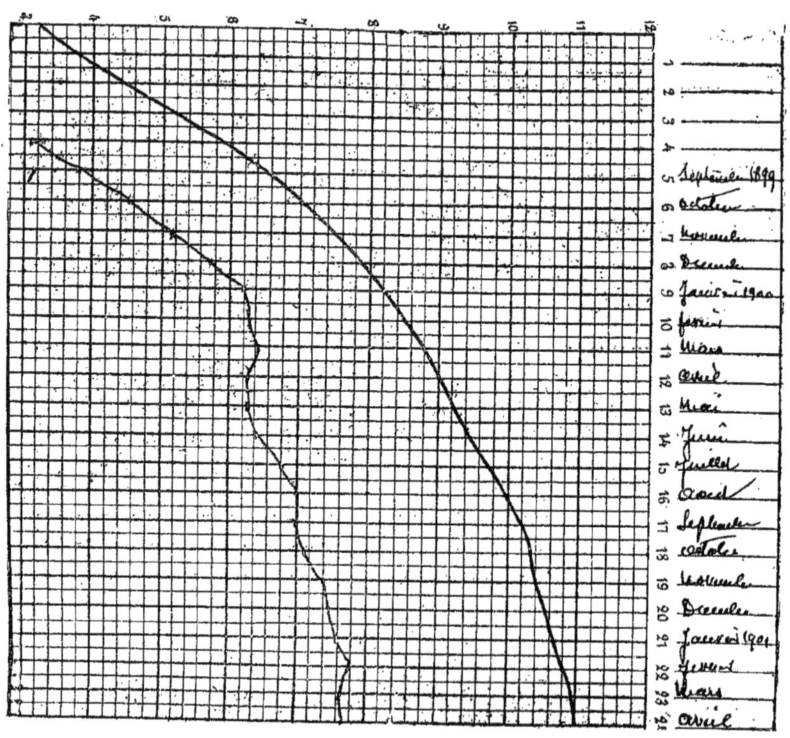

Obs. LXXVII. — *Lait stérilisé. Infections multiples.*
Atrophie. Rachitisme.

Anne G..., née le 9 janvier 1899, conduite au Dispensaire de
Belleville le 3 février 1899. Poids : 3 k. 200. Lait stérilisé dès
la naissance. Infections multiples et répétées pendant les deux
premières années : gastro-entérites, eczéma, grippe, varicelle,
furonculose, pyodermies, conjonctivites, etc. Le 2 août 1901,
pèse 10 k. 150. — Rachitisme : n'a marché qu'à 18 mois. Incurvation des tibias, chapelet costal.

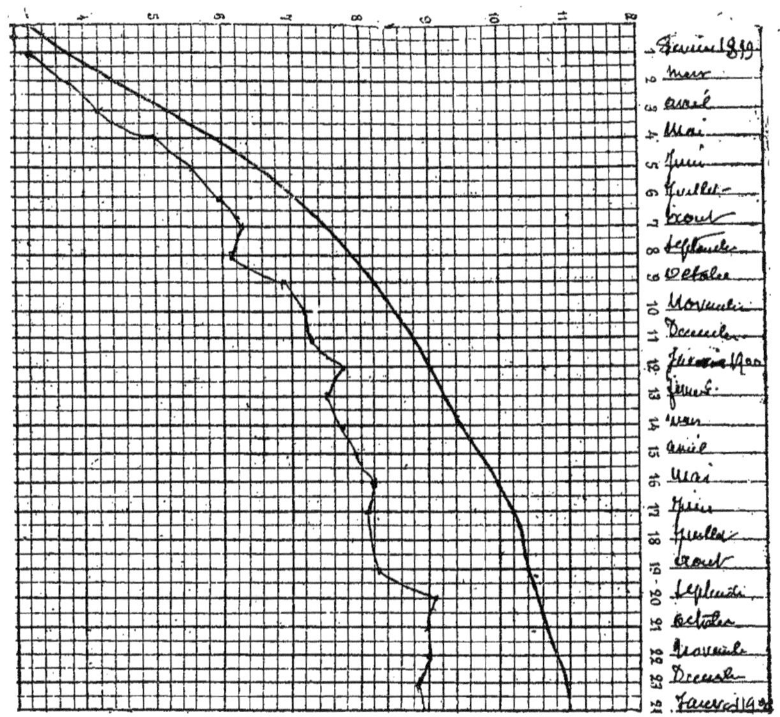

Obs. LXXVIII. — *Lait stérilisé. Sevrage précoce.*
Atrophie. Rachitisme.

Emilienne G., née le 15 juin 1899, conduite au Dispensaire de Belleville, le 20 décembre 1901. Poids : 7 k. 570. Elevée à la campagne, au biberon ; sevrée à 7 mois. Rachitisme notable : ne marche pas encore ; une dent ; chapelet costal ; fontanelle non fermée.

Obs. LXXIX. — *Prématuré. Lait stérilisé. Rachitisme.*

S. Georges, né le 27 mai 1901, à huit mois (Poids à la naissance : 2 kgr. 600). Conduit au Dispensaire de Belleville le 23 août 1901. Poids : 3 kgr. 650. Allaitement mixte : ne reçoit le sein que la nuit ; dans la journée, confié à la grand'mère qui lui donne le lait stérilisé. Le 22 novembre 1901, poids : 5 kgr. 850. Revu le 2 avril 1902 en assez bon état ; mais rachitisme : gros ventre étalé, fontanelle largement ouverte, chapelet costal, deux dents.

Obs. LXXX. — *Prématuré. Allaitement mixte.*
Rachitisme.

Pierre S..., né le 8 avril 1900, à 7 mois (très petit à la naissance). Conduit au Dispensaire de Belleville le 18 octobre 1901. Poids : 8 kgr. 250. Jusqu'à l'âge de vingt mois, a reçu, outre le lait maternel, du lait stérilisé en proportions convenables. A marché à vingt mois (dix dents). Rachitisme : chapelet costal, fontanelle très ouverte.

Obs. LXXXI. — *Lait stérilisé. Syphilis. Rachitisme.*

K... Germaine, née le 28 octobre 1899. Conduite au Dispensaire de Belleville, le 5 mai 1899. Poids : 5 k. 150. Jusque-là avait été nourrie au lait de vacherie et ne profitait pas. Accroissement très irrégulier avec le lait stérilisé. Mais soupçon de syphilis : nystagmus, exagération des réflexes, retard intellectuel, plaques érosives sur les fesses. Rachitisme : très notable enfoncement thoracique.

Obs. LXXXII. — *Lait stérilisé. Syphilis. Rachitisme.*

B... Frédéric. né le 8 février 1901. Conduit à Belleville, le 22 novembre 1901. Né à 7 mois. Allaitement mixte dès la naissance. Syphilis probable: plaques fessières, nez en lorgnette, anémie intense ; la mère a eu 10 autres enfants avant terme. A 9 mois pesait 5 k. 200. A 14 mois. ne pèse que 6 k. 420. Rachitisme évident : déformation thoracique, fontanelle largement ouverte, aucune dent.

Obs. LXXXIII. — *Lait stérilisé. Prématuré. Syphilis. Rachitisme.*

Rose J..., née le 25 octobre 1900, conduite au Dispensaire de Belleville, le 7 février 1902. Poids : 8 k. 500. Né à 7 mois. Au biberon dès la naissance. Plaques syphilitiques fessières et autour de la bouche. Rachitisme : à 15 mois, ne marche pas ; 6 dents ; fontanelle largement ouverte.

Ce second groupe d'observations cliniques montre que pour les enfants élevés au lait stérilisé qui deviennent rachitiques, presque toujours un interrogatoire soigneux fait découvrir quelque faute d'alimentation qui explique le rachitisme produit, non *par*, mais *malgré* le lait stérilisé. La suralimentation est souvent en cause : il ne suffit pas de donner du bon lait, il faut encore ne pas le donner en excès (obs. LI, etc.). Mais, plus fréquemment encore les panades, bouillies, spécialités alimentaires de toutes sortes (farine lactée, phosphatine, etc.), ont été données précocement et doivent être incriminées.

Dans un petit nombre de cas, les fautes dans l'alimentation manquent ; mais il y a quelque autre tare responsable, en dehors de toute méthode d'allaitement, des malformations squelettiques ; ou bien, c'est un prématuré, un atrophique incurable (obs. LXXVI, LXXIX et LXXX) ; ou bien des infections multiples ont entravé le développement régulier de l'enfant (obs. LXXVII) ; mais surtout ce sont des syphilitiques héréditaires (obs. LXXXI, LXXXII, LXXXIII) et l'étiologie que Parot avait voulu généraliser à tous les cas de rachitisme reprend ici tous ses droits.

Pour bien montrer que le rachitisme dans ce second groupe d'observations est tout à fait indépendant du mode d'allaitement, nous avons cru utile de publier quelques observations d'enfants élevés au sein et devenus rachitiques pour des causes semblables à celles énumérées ci-dessus. Il est à peine besoin de rappeler que le nombre de ces observations pourrait être augmenté indéfiniment.

DEUXIÈME GROUPE DES OBSERVATIONS
CLINIQUES *(suite)*

II. Enfants élevés au sein et présentant des stigmates rachitiques.

Obs. LXXXIV.-- *Allaitement au sein. Sevrage prématuré. Rachitisme.*

Gaston L..., 10 mois, conduit à l'hôpital des Enfants-Malades le 8 avril 1902. Né à terme. Nourri au sein, mais sans règle : quand il crie. Dès 7 mois, reçoit la bouillie à la farine d'avoine. Rachitisme : épiphyses volumineuses, chapelet costal.

Obs. LXXXV. — *Allaitement au sein. Suralimentation. Rachitisme.*

B... Paul, né le 1er janvier 1900, conduit au dispensaire de Belleville le 19 janvier 1900. Poids : 4 kil. 450. Nourri au sein, mais sans règle : la mère le laisse téter toutes les demi-heures. Rachitisme : chapelet, nouures radiales. Poids le 13 décembre 1901 : 12 kil. 650.

Obs. LXXXVI. — *Allaitement au sein. Sevrage précoce. Rachitisme.*

Simone L..., née le 7 avril 1900, conduite au Dispensaire de Belleville le 20 avril 1900. Poids : 3 kil. 400. Au sein jusqu'à

15 mois ; mais bouillies et panades dès l'àge de 7 mois. Ter-
reurs nocturnes, spasme de la glotte. Poids le 21 mars 1902 :
11 kil. 830. Rachitisme : chapelet, incurvation des tibias.

Obs. LXXXVII. — *Allaitement au sein. Suralimentation.
Rachitisme.*

D... Raymonde, âgée de dix mois, vient consulter le 28 juin
1901 à l'hôpital des Enfants. Sa mère la nourrit au sein, mais
lui donne en outre plusieurs fois par jour du lait bouilli avec
un verre. Rachitisme : nouures des membres supérieurs et
inférieurs, les tibias sont incurvés en dedans.

Obs. LXXXVIII. — *Allaitement au sein.
Sevrage précoce. Rachitisme.*

L... Gabrielle, âgée de 3 ans 1/2, vient consulter le 31 mai 1901
à l'hôpital des Enfants. A été nourrie au sein par sa mère jusqu'à 7 mois 1/2. A partir de 7 mois 1/2 prenait du lait de vache,
des bouillies, des panades, de la phosphatine, de la farine lactée.
Rachitisme : crâne natiforme, chapelet costal très accentué.
Nouures des membres supérieurs. Tibias en lames de sabre.
Genu varum ; n'a eu sa première dent qu'à 12 mois ; n'a marché qu'à 3 ans.

Obs. LXXXIX. — *Allaitement au sein. Sevrage précoce.
Rachitisme*

M... Georges, âgé de 14 mois. Vient à la consultation de
l'hôpital des Enfants-Malades le 30 juillet 1901. Nourri au sein

par sa mère jusqu'à sept mois. A partir de ce moment, a pris du lait de crémerie, des panades, des œufs, etc. Rachitisme : fontanelle encore largement ouverte, thorax étranglé, nouures aux membres supérieurs et inférieurs. A eu sa première dent à 10 mois ; ne marche pas encore.

Obs. XC. — *Allaitement au sein. Sevrage précoce.*
Rachitisme.

K... Charles, âgé de 2 ans et demi. Entre à l'hôpital des Enfants-Malades le 28 juillet 1901. Nourri au sein par sa mère jusqu'à 7 mois ; puis a pris du lait de crémerie jusqu'à 16 mois. A partir de 15 mois, a mangé des panades, des œufs, du pain, des purées. Rachitisme : thorax en auvent, ventre gros, mou et flasque. Nouures aux membres supérieurs ; tibias incurvés en dedans. A marché à 15 mois ; a cessé de marcher à 20 mois.

Obs. XCI. — *Allaitement au sein. Sevrage précoce.*
Rachitisme.

B... François, âgé de un an et demi, entré le 29 juin 1901 à l'hôpital des Enfants-Malades. Nourri au sein par sa mère pendant un mois, puis par une nourrice pendant deux mois. A partir de 3 mois, a mangé des soupes, des panades, du pain ; n'a plus pris de lait à 9 mois. Rachitisme : thorax rétréci, chapelet costal, ventre de batracien, nouures des membres inférieurs, quatre dents. Ne marche pas.

Obs. XCII. — *Allaitement mixte. Phosphatine.*
Rachitisme

D... Georges, âgé de deux ans, se présente à la consultation
des Enfants-Malades le 28 juin 1901. Nourri par sa mère pendant huit mois. Depuis l'âge de dix mois, prenait en même
temps du lait stérilisé, mais en excès, et de la phosphatine. A
dix-huit mois, a mangé de la viande, du pain, des légumes.
Rachitisme : fontanelle non fermée. Membres supérieurs noués.
Genu valgum double. La première dent à 12 mois, a marché à
22 mois.

Obs. XCIII. — *Allaitement au sein. Sevrage précoce.*
Rachitisme

G... Jules, âgé de quatre ans, se présente à la consultation
des Enfants-Malades, le 30 juillet 1901. Nourri au sein par sa mère
jusqu'à quatorze mois. A partir de neuf mois a mangé de la
viande, du pain, de la soupe, était gros mangeur. Rachitisme :
chapelet costal évident, thorax étranglé, gros ventre. Nouures
des membres inférieurs : les tibias sont recourbés en dedans.

Obs. XCIV. — *Allaitement au sein. Farine lactée.*
Rachitisme.

R... Louis, âgé de deux ans et demi. Entre le 3 juillet 1901,
à l'hôpital des Enfants. A été nourri au sein par sa mère jusqu'à
quinze mois. Mais depuis l'âge de dix mois prenait des bouillies, de la farine lactée ; à quinze mois, s'est mis à manger

de la viande, du pain, des légumes, et à boire du vin. Rachitisme. Thorax oblique ovalaire. Nouures des membres supérieurs et inférieurs, les deux pieds en varus. Ne marche pas
encore.

Obs. XCV.— *Allaitement au sein. Farine lactée. Rachitisme.*

B..., Raymond, né le 27 mai 1901, conduit au Dispensaire
de Belleville le 27 mars 1902. Poids : 7 kilogr, 200 gr. Au
sein, depuis la naissance. Farine lactée et panades dès l'âge
de 6 mois. Rachitisme : fontanelle largement ouverte, gros
ventre, épiphyses volumineuses.

Obs. XCVI. — *Prématuré et atrophique. Allaitement au
sein. Rachitisme.*

Pierre P..., 3 ans, conduit à la consultation de l'hôpital des
Enfants-Malades le 8 avril 1902. Né à 7 mois (poids à la nais-
sance : 2 kilos et demi). Nourri au sein maternel. Pas d'ali-
ments solides avant 10 mois. Sevrage lent et progressif.
Rachitisme : première dent à 13 mois ; n'a marché qu'à 18 mois.
Thorax en bréchet, côtes en auvent.

Obs. XCVII. — *Allaitement au sein maternel. Panades.
Rachitisme.*

D..., Henriette, 23 mois, conduite à la consultation des Enfants-
Malades le 26 juin 1901. Elevée au sein jusqu'à 16 mois, mais
panades et bouillies dès l'âge de 7 mois. Premières dents à

6 mois ; a commencé à marcher à 11 mois. Rachitisme : fontanelle non fermée ; affaissement thoracique, scoliose, nouures des membres supérieurs.

Obs. XCVIII. —*Allaitement au sein. Sevrage prématuré. Rachitisme.*

B..., Marie, 3 ans, se présente à l'hôpital des Enfants-Malades le 8 août 1901. Elevée au sein maternel jusqu'à l'âge de 9 mois. Mais, à cette époque, elle est placée à la campagne chez une nourrice qui lui donne une nourriture semblable à la sienne. Rachitisme : a commencé à marcher à 22 mois, épiphyses radiales volumineuses, genu valgum.

Obs. XCIX. *Allaitement mixte. Suralimentation. Rachitisme.*

Charles L..., né le 9 octobre 1901, conduit au Dispensaire de Belleville le 7 février 1902. Poids : 6 kilog, 500. Au sein pendant deux mois ; puis lait stérilisé, mais donné très irrégulièrement et sans mesure. Rachitisme : fontanelle très ouverte, chapelet costal.

Obs. C. — *Allaitement au sein. Farine lactée. Rachitisme.*

Maurice P..., né le 13 septembre 1901 (poids à la naissance : 3 kilog, 560 .) Conduit au Dispensaire de Belleville le 20 décembre 1901. Poids : 4 kilog. 900 . Depuis sa naissance a reçu le lait maternel, mais, en outre, de la farine lactée depuis trois mois. Rachitisme : chapelet costal, épiphyses très volumineuses, fontanelle très ouverte.

CHAPITRE II

Comment il faut donner le lait stérilisé.

Les fautes dans l'alimentation des nourrissons rachitiques que nous avons rapportées et qui, pour nous, sont la cause, nécessaire et suffisante, de l'état défectueux de leur squelette se ramènent pour la plupart à la suralimentation et au sevrage précoce. Il ne suffit donc pas de conseiller l'emploi du lait stérilisé ; il faut encore donner la manière de s'en servir. Les précautions à prendre, si elles sont ignorées encore de la plupart des mères, sont pourtant bien indiquées par tous les médecins qui s'intéressent à l'allaitement artificiel : à l'hôpital des Enfants-malades, M. le docteur Marfan fait distribuer une notice contenant des indications qui seraient bien précieuses pour les mères si elles les lisaient. De même, M. le docteur Variot a rédigé un projet d'instructions aux mères pour allaiter leurs enfants, élaboré au nom de la sous-commission des crèches composée de M. le docteur Budin, Mme Landrin, M. Gaston Méry et M. le docteur Variot, rapporteur.

Il est à désirer que ces instructions soient répandues à

profusion parmi la clientèle des hôpitaux, crèches et dispensaires.

Il est également souhaitable qu'une plus grande place soit faite, dans l'enseignement des jeunes filles, à l'hygiène maternelle et à l'allaitement, afin qu'elles puissent se présenter au mariage, dépourvues de cette ignorance que seuls d'antiques préjugés de morale étroite et surannée prétendent conserver, et dont, trop souvent, le médecin est appelé à constater les effets malheureux.

L'élevage d'un enfant est tout un art et ce qui est vrai de l'allaitement maternel quasi-instinctif l'est encore bien plus du difficile allaitement artificiel.

Le lait doit être de bonne qualité (1). — Tout d'abord on doit s'assurer que le lait stérilisé que l'on emploie est de bonne qualité et contient des matériaux nutritifs en quantité suffisante.

Il doit pour cela se rapprocher de la composition indiquée par la commission nommée en 1857, à Paris, et donner à l'analyse (2) en moyenne et en nombres ronds :

(1) La composition moyenne du lait stérilisé industriellement qu'on distribue au dispensaire de Belleville et dans les hôpitaux de Paris est la suivante pour un litre :

Extrait............	130 grammes
Beurre.............	39 gr. 2
Lactose hydratée....	46 gr. 4
Caséine............	37 gr.
Cendres...........	7 gr. 9
Phosphate tricalcique (compris dans les cendres totales.)	4 gr. 91

Ce lait est donc un lait moyen, riche en phosphates.

(2) Professeur Budin. *Le nourrisson*, Paris, 1900, p. 341.

Eau	Matières fixes en totalité	Caséine extractifs et sels	Beurre	Lactine
87	13	4	4	5

Ce qui fait pour un litre de lait :

Eau...................... 870 parties
Matières extractives........... 130
  qui comprennent :
Beurre.................... 40
Lactine ou sucre de lait........ 50
Caséine, extractifs et sels...... 40

Si le lait contient plus de 40 grammes de beurre par litre, il est *très bon* ; s'il contient de 35 à 40 grammes de beurre, il est *bon* ; enfin, il est *médiocre* quand il ne renferme que de 30 à 35 grammes de beurre. « Tout liquide qui contient moins de 30 grammes de beurre ne doit plus être considéré comme du lait au point de vue hygiénique; il ne doit plus être vendu sous ce nom. »

Graduation des tétées. — L'enfant qui vient de naître doit boire moins de lait qu'un enfant de six mois. Cette proposition est d'une simple évidence et cependant il n'est pas superflu de l'énoncer : le plus souvent, en effet, la mère qui vient d'acheter un biberon le remplit, quelle que soit sa capacité, comme elle le remplira trois mois, six mois plus tard, s'en rapportant ainsi à la voracité ou au caprice de son enfant pour la quantité à absorber ; d'où la très grande fréquence de la suralimentation chez les enfants au biberon. Dans l'allaitement au sein, tout se passe très simplement et la nourrice après six mois d'allaitement a beaucoup plus de lait que la première semaine, de sorte qu'il semble que la nature ait pris soin de régler le dosage physiologique de la quantité de lait à absorber. Mais, dans l'allaitement artificiel, rien de semblable : le biberon reste le même et sa capacité ne subit pas de changements parallèles à ceux de la sécrétion de la glande mammaire. Il faut donc, de toute nécessité, employer dans tout allaitement artificiel, un biberon gradué. Il va sans dire que ce biberon sera le plus simple possible : bouteille cylindrique ou aplatie, d'un nettoyage facile, sur laquelle on appliquera une simple tétine en caoutchouc percée de trous assez petits pour que le lait ne coule pas trop vite dans la bouche de l'enfant. Biberon et tétine devront toujours être très propres.

La petite bouteille graduée en centimètres cubes pourra suffire à la mère pourvue de l'une des notices que nous citions plus haut ou lorsqu'une surveillance médicale effective pourra s'exercer régulièrement. Mais trop souvent ces conditions ne sont pas réalisées et c'est pour parer aux inconvénients qui en résultent que plusieurs auteurs, M. Escherich (de Gratz), M. Variot ont fait construire des biberons qui portent, gravées ou incrustées, sous forme d'échelle, dans le verre même de la bouteille, les quantités convenables de lait en regard de l'âge de l'enfant. Ces méthodes de graduation des tétées sont basées sur la capacité stomacale du nourrisson, sur ses échanges nutritifs, ainsi que sur la quantité de lait absorbée par l'enfant au sein. Toutefois, les différences de poids, de pouvoir digestif, les différences du mode d'assimilation, etc., qui peuvent exister entre les

enfants d'un même âge, rendent très difficile l'établisse-
ment d'un protocole invariable. (1)

Voici le tableau proposé par M. Variot :

1re semaine...............	30	grammes par tétée.
2e —	45	—
3e —	60	—
4e à 8e semaine...........	75 à 90	—
2e mois.................	100	—
3e —	120	—
4e, 5e et 6e mois...........	135 à 160	—
7e à 12e mois............	180 à 200	—

Les doses de lait de ce tableau conviennent à des
enfants normaux, mais les nourrissons débiles ou préma-
turés recevront des doses différentes fixées par le médecin (2).

« Il est une remarque que je crois très importante et
que je ne puis manquer de vous faire, dit M. Budin. Si
un enfant ne prend pas tout à fait assez, il reste station-
naire, mais il n'a pas de troubles de la digestion ; ses
garde-robes sont rares peut-être, mais bien jaunes. Dès
qu'on lui donne plus, il assimile rapidement et augmente
vite. Cette observation qui est faite pour les débiles,
s'applique aussi aux enfants nés à terme et même à ceux
qui pèsent 5, 6 kilogrammes et davantage. Mieux vaut
donc donner d'abord trop peu que trop aux enfants. S'ils
prennent, en effet, une quantité trop considérable, ils ont

(1) Mme Chadzynska, De la graduation des tétées dans l'allaitement artificiel par le lait stérilisé. *Thèse*, Paris, 1899.

(2) Voir les quantités de lait fixées pour l'alimentation des débiles.
Le nourrisson p. 44.

vite de la diarrhée et il faut un certain temps pour re-
mettre leur tube digestif en bon état (1). »

Lait pur ou lait coupé. — Ici encore les affirmations
théoriques trop absolues ne sont pas de mise. Jadis, on
accordait une grosse importance à la dilution du lait de
vache employé dans l'allaitement artificiel, mais, il ne
manque pas d'exemples d'enfants élevés dès la naissance
au lait non coupé et qui n'ontjamais souffert de la « dys-
pepsie du lait de vache pur » ; d'autre part, les dilutions
qui, par d'ingénieux coupages, prétendent rapprocher la
composition du lait de vache de celle du lait de
femme en diminuant le taux de la caséine et en augmen-
tant la dose de sucre, constituent une complication nouvelle, partant un danger d'infection en plus. En outre,
c'est surtout une occasion de couper le lait avec certaines
mixtures (eau panée, eau de son, eau de mouron, eau de
gruau, etc.) fort en honneur chez les commères et qui
ont tous les inconvénients d'un véritable sevrage précoce.
On aura donc grand soin de recommander de faire la dilution avec de l'eau un peu sucrée, soigneusement bouillie
(commencer par 1/3 d'eau pour 2/3 de lait ; au bout de
quelques semaines : 1/4 d'eau pour 3/4 de lait).

Après avoir tâté les susceptibilités individuelles, *on
s'efforcera de donner le lait pur, aussi rapidement que
possible.*

Intervalle des tétées. De la naissance à un mois, le
nourrisson prendra le biberon avec un minimum de deux
heures d'intervalle pendant la journée et une fois la nuit.
Huit tétées par vingt-quatre heures.

(1) Leçon faite le 28 janvier 1899.

Du commencement du 2e mois à la fin du 4e mois, on mettra un intervalle de deux heures et demie entre les tétées — sept tétées par vingt-quatre heures.

On supprimera le plus tôt possible la tétée de la nuit.

Dès le 5e mois, on donnera le biberon toutes les trois heures dans la journée — cinq tétées par vingt-quatre heures.

On devra peser l'enfant fréquemment pour s'assurer que la croissance est normale.

Ces recommandations, avec peu de modifications, sont celles qui sont si souvent répétées par tous les médecins et cependant elles sont bien rarement observées.

Sevrage. — Bien plus encore que la suralimentation, c'est le sevrage précoce qui est responsable du rachitisme dans la plupart des observations que nous avons rapportées. En effet, il ne faut pas seulement entendre par sevrage la suppression du lait et son remplacement intégral par l'alimentation de l'adulte.

Nombre de nourrissons qui, à un an, prennent encore le sein maternel ou reçoivent encore leurs bouteilles de lait stérilisé sont des sevrés précoces qui dès le huitième, septième, sixième mois, plus tôt même, ont reçu des bouillies, des potages ou une de ces malfaisantes spécialités alimentaires qui, bien que destinées à activer l'accroissement de l'enfant, provoquent, le plus souvent, ses troubles de nutrition : on a vu combien de fois nous avons noté l'emploi simultané d'une spécialité alimentaire et du lait stérilisé chez les enfants devenus rachitiques.

Il ne nous paraît pas douteux que ce soit la première

de ces substances qui porte seule la responsabilité du rachitisme de ces enfants.

Plus encore que pour ceux élevés au sein, on se souviendra que le sevrage d'un nourrisson élevé au lait stérilisé ne doit jamais se faire avant le dixième ou douzième mois et lorsqu'il a un nombre suffisant de dents ; que, jusque-là, il ne doit recevoir absolument rien autre chose que le lait ; que le moindre biscuit pourrait amener des troubles digestifs et que le sevrage, ainsi retardé, doit se faire d'une manière lente et progressive à l'aide de bouillies légères, semoule, tapioca, farines de riz ou d'avoine, etc.

On observe quelquefois chez les nourrissons qui reçoivent du lait industriel un état particulier caractérisé par de la pâleur de la peau et des muqueuses avec légère bouffissure des téguments ; mais, l'atmosphère confinée dans laquelle vivent beaucoup d'enfants des grandes villes est peut-être aussi responsable que l'allaitement.

Il est plus fréquent d'observer la constipation chez les enfants élevés au lait stérilisé. On la combattra par les lavements de décoction de guimauve administrés à l'aide d'une poire en caoutchouc très propre. Si elle est opiniâtre, on se servira de la manne, de la magnésie, de l'huile de ricin. La farine d'avoine sous forme de bouillies et potages, au moment du sevrage, est à recommander contre la constipation du nourrisson.

La constipation n'a pas la même importance que le rachitisme ; elle n'a pas non plus la même étiologie. Si le lait stérilisé paraît causer assez fréquemment un peu de paresse intestinale, il ne nous semble pas qu'on puisse l'accuser de produire le rachitisme.

CONCLUSIONS

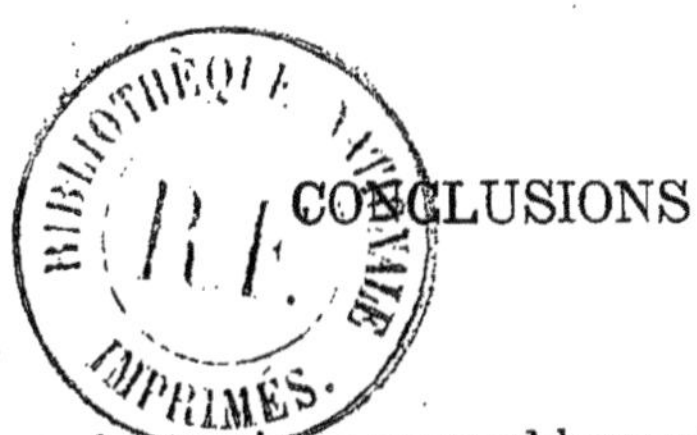
BIBLIOTHÈQUE NATIONALE
R. F.
IMPRIMÉS.

1° Un enfant sain, convenablement élevé avec du bon lait stérilisé, ne devient pas rachitique,

2° Un enfant élevé au sein, mais suralimenté ou qui aura reçu précocement des aliments solides, deviendra rachitique.

3° De même, un enfant élevé au lait stérilisé, mais suralimenté ou qui aura reçu précocement des aliments solides, deviendra rachitique.

4° Ce n'est ni à l'hôpital, ni dans les crèches, chez des enfants internés et séparés de leur mère, que l'on pourra constater les bons effets du lait stérilisé. Il faut, autant que possible, que la mère, dirigée par le médecin, donne le lait stérilisé à son enfant. C'est le but que se proposent les *gouttes de lait* et les consultations pour nourrissons, dues à l'initiative de M. le professeur Budin.

INDEX BIBLIOGRAPHIQUE

Ausset. — *Bull. de la Soc. de Pédiatrie*, avril 1902.

Ballantyne. — Physiologie du système digestif de l'enfant, trad. in. *Journal de clin, et thér. inf*, 1895, n° 7.

Budin. — *Le Nourrisson*, 1900.

— *Bull. de l'Acad. de méd.*, 1892, 1893, 1894.

Chavanne. — *Du lait stérilisé* ; son emploi dans l'alimentation des nouveau-nés, 1893.

Comby. — Le lait stérilisé. *Méd. mod.*, 1894, n° 21.

— Article. Rachitisme, in *Traité des maladies de l'enfance.*

— Physiologie et hygiène de l'enfance, in *Traité des mal. de l'enfance.*

Chadzynska. — De la graduation des tétées dans l'allaitement artificiel par le lait stérilisé. *Thèse*, Paris, 1901.

Duclaux. — Le lait. Paris, 1894.

Garnier. — Influence de l'alimentation par les drèches sur la composition du lait de vache. *Annales d'hygiène*, 1894.

Ignard. — Traitement de l'atrophie infantile par le lait stérilisé. *Thèse*, Paris, 1899.

Keim. — L'allaitement maternel et artificiel et leurs dangers. Conférence faite au Trocadéro le 7 février 1897.

Lazard. — Le lait stérilisé doit-il être donné pur ? *Journal de clin. et thér. inf.*, 1895, n° 45.

Legendre. — Article Rachitisme, in *Traité de médecine*, Charcot-Bouchard.

Marfan. — *Traité de l'allaitement*, 1899.

— Etiologie et pathogénie du Rachitisme. *Reoue des mal. de l'enf.*, mai 1896.

— Sur une faute dans la stérilisation du lait qui peut être l'origine des diarrhées estivales graves. *Bull. de la Soc. méd. des hôp.*, 30 juillet 1896.

— Allaitement naturel et allaitement artificiel. Hypothèses sur le rôle des zymases du lait. *La Presse médicale*, 9 janvier 1901.

Mauchamp. — L'allaitement artificiel des nourrissons par le lait stérilisé. Conditions. Pratique. Résultats. Indications. *Thèse*, Paris, 1899.

Michel Ch. — Recherches sur la nutrition normale du nouveau-né. *Obstétrique*, 15 mars 1896.

Paugam. — La maladie de Barlow en France. *Thèse*, Paris, 1901.

J. Renault. — Article Rachitisme, in *Manuel de médecine*. Debove et Achard.

Rothschild. — *Thèse*, Paris, 1898.

— Pasteurisation et stérilisation du lait, 1902.

Thiercelin. — De l'infection gastro-intestinale chez le nouveau-né. *Th.*, Paris, 1894.

Variot. — *Revue scientifique*, février 1902 : l'élevage des enfants atrophiques par l'emploi méthodique du lait stérilisé.

Ulmann. — *La nutrition chez le nourrisson. Th.*, Paris, 1900.

Variot. — XIIIe Congrès international de médecine. Section de médecine de l'enfance. Rapport sur l'emploi méthodique du lait stérilisé industriellement pour l'allaitement artificiel dans les grandes villes.

— *Bull. de la Soc. méd. des hôp.*, 1901-1902.

— *Bull. de la Soc. de pédiatrie*, février 1902.

— *Tribune méd.*, 26 mars 1902.

— *Annales de méd. et de chir. inf.*, 15 décembre 1902.

— *Journ. de clin. et thér. inf.*, passim.

TABLE DES MATIÈRES

Pages.

INTRODUCTION 5

PREMIÈRE PARTIE

L'allaitement par le lait stérilisé.

CHAPITRE I. — Nécessité de l'emploi d'un lait sté-
    rilisé 9
CHAPITRE II. — Stérilisation du lait.............. 18
CHAPITRE III. — Objections au lait stérilisé....... 28

DEUXIÈME PARTIE

Le lait stérilisé ne cause pas le rachitisme.

CHAPITRE I. — 100 observations cliniques........ 39
CHAPITRE II. — Comment il faut donner le lait
    stérilisé...................................... 85

CONCLUSIONS 93

INDEX BIBLIOGRAPHIQUE...................... 94

IMPRIMERIE F. DEVERDUN. — BUZANÇAIS (INDRE)

www.ingramcontent.com/pod-product-compliance
Ingram Content Group UK Ltd.
Pitfield, Milton Keynes, MK11 3LW, UK
UKHW020339180726
13839UKWH00002B/803